歯科衛生士臨床のための
Quint Study Club

知っておきたい知識編 ❸

知ってて得した！
う蝕予防に活かせるエビデンス

監著：鶴本　明久
解説：荒川　浩久
　　　岸　　光男
　　　品田　佳世子
　　　田村　達二郎
　　　文元　基宝
　　　前田　伸子

クインテッセンス出版株式会社　2009

Tokyo, Berlin, Chicago, London, Paris, Barcelona, Istanbul, Milano, São Paulo, Moscow, Prague, Warsaw, New Delhi, Beijing, and Bukarest

監修のことば

　わが国でもさまざまなう蝕予防方法が応用され、乳歯・永久歯ともにう蝕の罹患状況は良好に推移しています。しかし、それぞれの患者さんの状況に応じて、合理的かつ確かなエビデンスをもって予防プログラムが実際に行われているかどうかは、難しいところかもしれません。たとえば、それぞれのう蝕要因に対して適切で十分な予防方法が処方されていないかもしれないし、逆に不必要な予防プログラムが組み込まれている可能性も否定できないからです。

　本書は、臨床の現場で遭遇する、あるいはよく耳にする疑問を、種々の文献による医療情報をもとに、わかりやすい図版と解説によって解決しようと試みたものです。う蝕予防のテーマは乳幼児期から成人・高齢者までの各ライフステージによって異なるのは当然ですし、各ライフステージにおける適切な予防方法とその根拠を知ることは重要なことでしょう。本書ではこれらの情報を整理して学ぶことができ、かつ各テーマを解決するなかで得られる知識や情報を、どのように臨床に活かすことができるのかについてもまとめています。また本書では、各ライフステージ全体に共通するテーマとしてカリオロジー（う蝕の科学）に基づくう蝕予防の根拠と、う蝕予防のプロフェショナルケアとして重要なフッ化物応用、PMTC、メインテナンスの有用性に関する情報も提供しています。

　なお、本書で取り上げたテーマの解決には疫学研究からの情報を重視することを基本方針としましたが、実際はそのような情報がまだ強固でない（確立していない）テーマもあり、必ずしも方針どおりとはいきませんでした。今後、さらなる疫学研究の集積によってエビデンスは強化されるものと期待しています。

　本書から得られた情報を、まずは目の前の患者さんへの、もっとも適切で合理的な予防プログラムの立案に役立てて欲しいと考えています。そして、その患者さん自身にもう蝕予防の根拠を理解していただき、"健康づくり"の主役として口腔保健の重要性を共有するきっかけとして本書を使っていただきたいと、執筆者一同願っています。

　本書の刊行にあたり、多忙をきわめるなかご協力くださった各執筆者の諸先生方、貴重な臨床写真を惜しみなく提供していただいた渡辺勝先生、長山和枝さん、文元基宝先生に、心より感謝いたします。

鶴本明久
鶴見大学歯学部地域歯科保健学教室・教授

CONTENTS

PART 1
ライフステージ別 う蝕について知っていると得する情報

1 乳幼児期の患者さんでう蝕になりやすい歯はどこ？
う蝕予防のターゲットは？　　10

解説：品田佳世子先生

2 う蝕が感染するってどういうこと？
どのように感染するの？　　15

解説：品田佳世子先生

3 乳幼児期にう蝕を作らないためのポイントを
教えてください　　20

解説：品田佳世子先生

4 学童期の患者さんでう蝕になりやすい歯はどこ？
予防方法を考えてみよう　　26

解説：鶴本明久先生

5 学童期にう蝕を作らないためのポイントを
教えてください　　30

解説：鶴本明久先生

もくじ

CONTENTS

6 思春期のう蝕の特徴を教えてください　34

解説：鶴本明久先生

7 思春期の患者さんにう蝕を作らせないポイントを教えてください　38

解説：鶴本明久先生

8 う蝕の進行に年齢が関係するって、本当ですか？　42

解説：岸　光男先生

9 二次う蝕を防ぐためのポイントを教えてください　47

解説：岸　光男先生

10 高齢者のう蝕のリスクについて教えてください　52

解説：岸　光男先生

11 根面う蝕の予防にはどんな方法がありますか？　57

解説：岸　光男先生

CONTENTS

PART 2
カリオロジーについて知っていると得する情報

12 う蝕原因菌とはどんな細菌なのか教えてください　62

解説：前田伸子先生

13 乱れた食生活がう蝕細菌に与える影響を教えてください　66

解説：前田伸子先生

14 う蝕と唾液の関係を教えてください　69

解説：前田伸子先生

PART 3
プロフェッショナルケアについて知っていると得する情報

15 フッ化物を使うことで、う蝕予防ができる根拠を教えてください　74

解説：荒川浩久先生

CONTENTS

16 どんなフッ化物を
どのように使うのが効果的か教えてください　79

解説：荒川浩久先生

17 PMTCのう蝕予防効果はどれくらいあるのか、
教えてください　84

解説：田村達二郎先生

18 メインテナンスの頻度は
どうやって決めればいいですか？　88

解説：田村達二郎先生

PART 4
ホームケアについて知っていると得する情報

19 隣接面プラークコントロールの
う蝕予防効果について教えてください　96

解説：文元基宝先生

20 ホームケアを定着させるコツはありますか？　101

解説：文元基宝先生

著者一覧

【監修】
鶴本明久
　　鶴見大学歯学部地域歯科保健学教室・教授

【解説】
荒川浩久
　　神奈川歯科大学大学院口腔科学講座口腔衛生学分野・教授

岸　光男
　　岩手医科大学歯学部口腔医学講座予防歯科学分野・教授

品田佳世子
　　東京医科歯科大学大学院口腔疾患予防学分野・教授

田村達二郎
　　兵庫県明石市・田村歯科医院・院長

鶴本明久
　　鶴見大学歯学部地域歯科保健学教室・教授

文元基宝
　　大阪府大阪市・文元歯科医院・院長

前田伸子
　　鶴見大学歯学部口腔微生物学講座・教授

（50音順）

1

ライフステージ別
う蝕について知っていると
得する情報

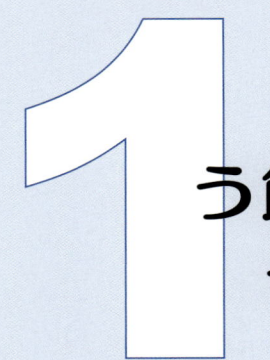

1 乳幼児期の患者さんでう蝕になりやすい歯はどこ？う蝕予防のターゲットは？

このテーマの解説は……

品田佳世子先生
東京医科歯科大学大学院口腔疾患予防学分野・教授

■ 現在わかっていること／現在の考え方

乳歯のう蝕有病状況を、歯種別に見てみると……

図1のグラフは、歯科疾患実態調査（平成17年）にみる、1～6歳までの年齢別、歯種別のdf歯率（dt：未処置乳歯う歯およびft：う蝕を処置した歯を持っている乳幼児の数の比率）を示しています[1]。図1から、1～2歳児は主に上顎前歯部の乳切歯がもっともう蝕になりやすく、次に下顎第一乳臼歯がう蝕になりやすいことがわかります。3～4歳になると乳歯20歯が生えそろいますが、この時期は下顎第一、第二乳臼歯に急激にう蝕が発生し、上顎第一、第二乳臼歯にも発生する率が高くなっていきます。また4歳になると、上下顎とも乳犬歯にもう蝕が見られるようになります。さらに5～6歳になると、下顎の第一、第二乳臼歯の有病者率が20～40％ともっとも高くなり、上顎の第一、第二乳臼歯の有病者率は約20％となります。

図2は、同調査による乳歯のう蝕罹患型分類（O：う歯なし、A：上顎前歯部または臼歯部のいずれかにう蝕あり、B：上顎前歯部と臼歯部にう蝕あり、C1：下顎前歯部のみにう蝕あり、C2：下顎前歯部を含む他の部位にもう蝕あり）を、1～4歳の年齢別に示したものです。2歳になるとA型が多くなり、3歳になるとB型やC2型の多数のう歯を持っている乳幼児が見られるようになり、4歳になるとさらに増加してきます。4歳児ではB型が14％、C2型が7％おり、う蝕のある乳幼児の約半数はB型およびC型であることがわかります。

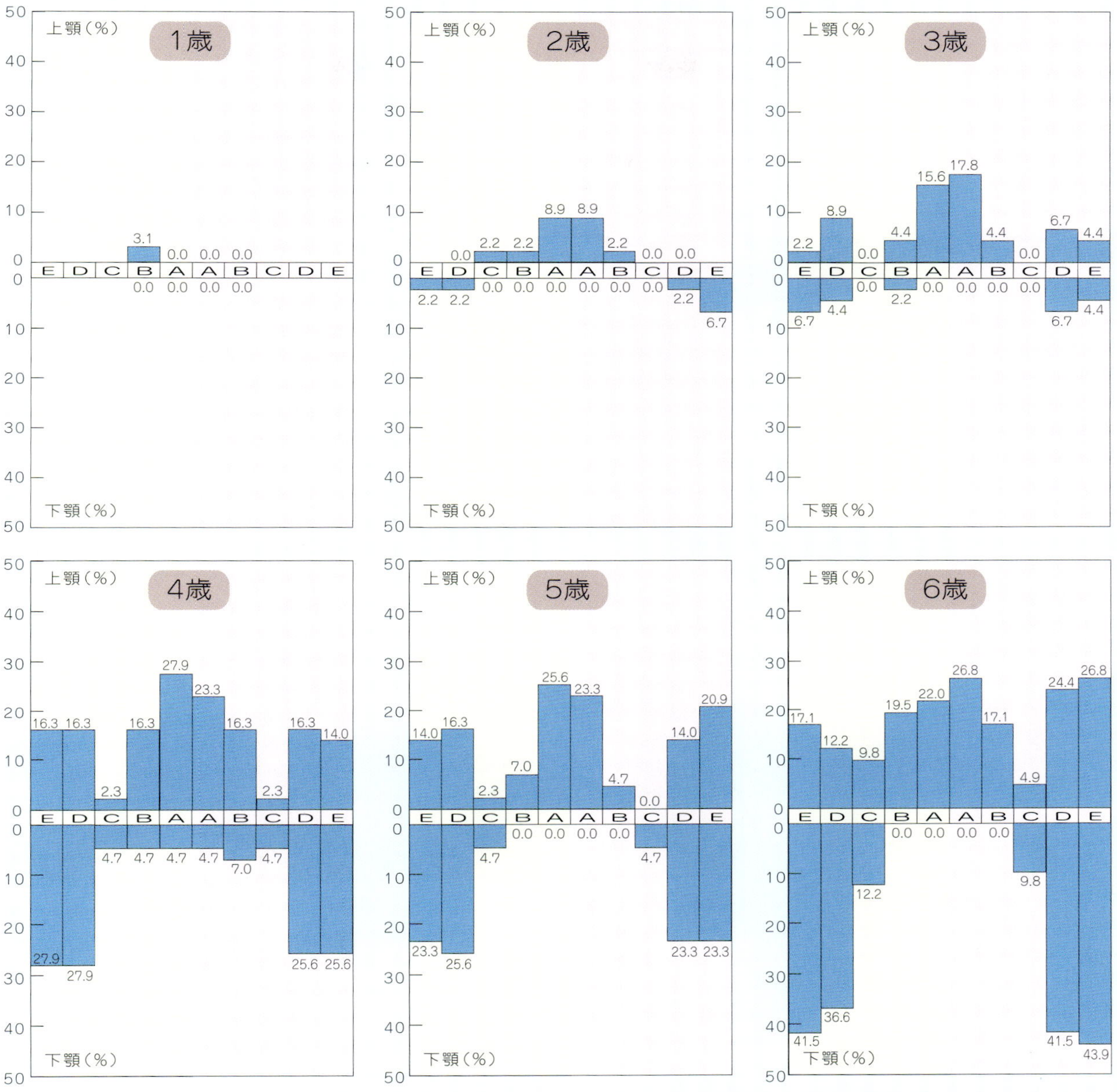

PART 1 ライフステージ別 う蝕について知っていると得する情報

図1 歯科疾患実態調査（平成17年）にみる、1歳～6歳までの年齢別、歯種別のdf歯率。

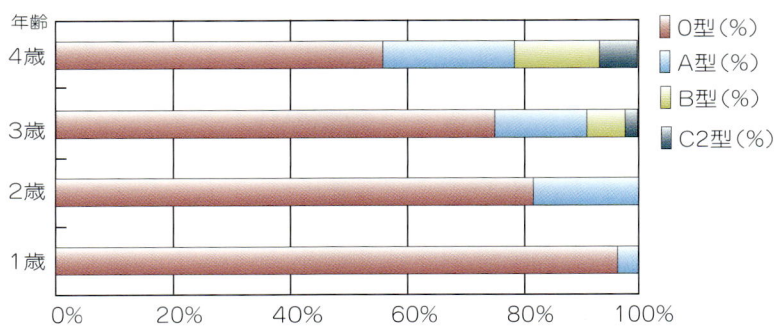

図2 歯科疾患実態調査（平成17年度）にみる、乳歯のう蝕罹患型分類。年を取るごとにう蝕のタイプが変わってくることがわかります。

知ってて得した！　う蝕予防に活かせるエビデンス

1〜2歳児のう蝕好発部位

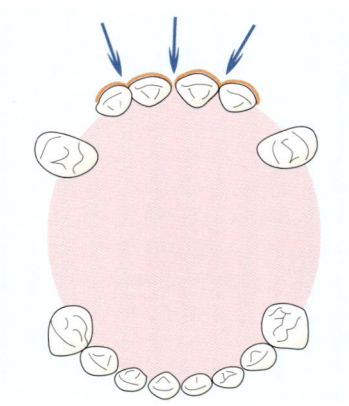

上顎前歯唇側歯頸部・隣接面・口蓋側

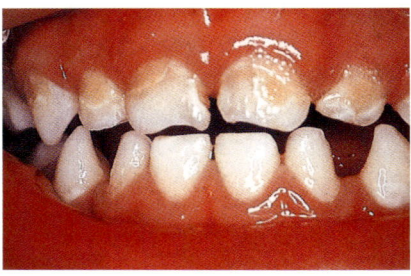

図3a　上顎前歯唇側歯頸部のう蝕例。

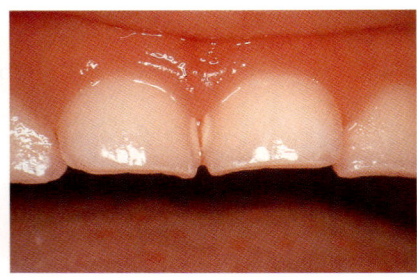

図3b　上顎乳中切歯隣接面のう蝕例。

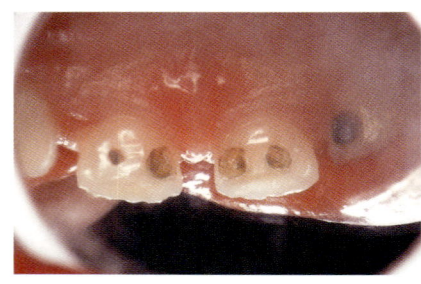

図3c　上顎前歯唇側・口蓋側のう蝕例。

2〜3歳児のう蝕好発部位

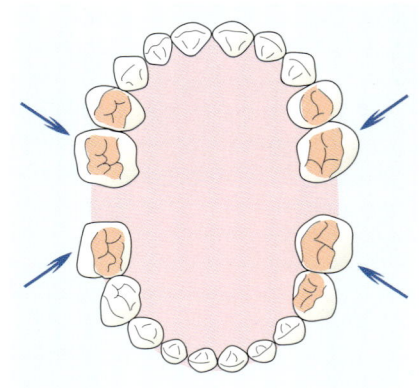

第一・第二乳臼歯咬合面

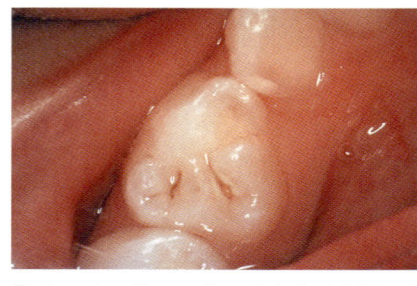

図4a、b　第一・第二乳臼歯咬合面のう蝕例。

3〜5歳児のう蝕好発部位

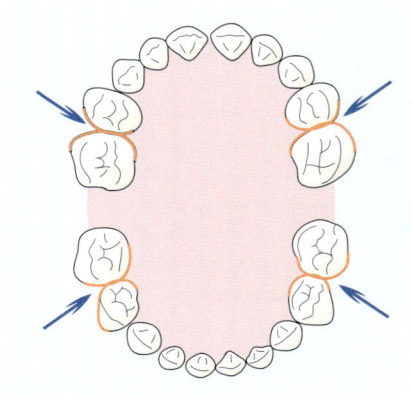

第一・第二乳臼歯歯間部隣接面

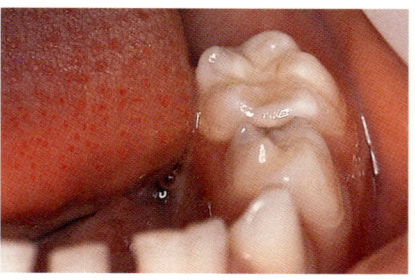

図5a　第一・第二乳臼歯の隣接面のう蝕例。

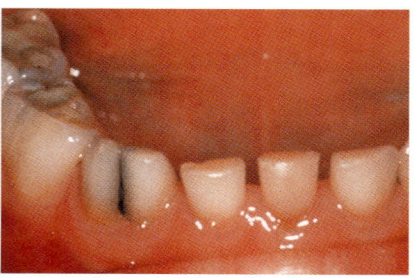

図5b　下顎側切歯と犬歯の隣接面のう蝕例。

どの歯をう蝕予防のターゲットにすればいい？

う蝕になりやすい歯面を年齢別に示します[2]。

1～2歳児では、プラークが付着しやすい上顎前歯の唇側歯頸部（**図3a**）が好発部位ですが、前歯部の歯間空隙が狭く歯が重なっている場合には、**図3b**のように上顎乳中切歯の近心隣接面や乳中切歯と乳側切歯の歯間部にう蝕が多くみられます。また、習慣的夜間授乳（哺乳ビンおよび母乳）や哺乳ビンの中にジュース・スポーツドリンク・乳酸菌飲料などの砂糖入りでpHの低い酸性の飲料を入れ頻回に摂取している場合には、いわゆる哺乳ビンう蝕が生じやすく、上顎前歯の唇側および口蓋側（**図3c**）に顕著にみられます。

2～3歳は乳臼歯の萌出時期であり、第一・第二乳臼歯の咬合面（**図4a、b**）にう蝕が多く見られます。

3～5歳になると第一・第二乳臼歯の歯間部隣接面（**図5a**）が好発部位です。また、下顎側切歯と犬歯が重なっているか癒合している場合は、その隣接面（**図5b**）にもう蝕がみられます。

■ この情報を臨床に活かしてみよう！

臨床応用のヒント

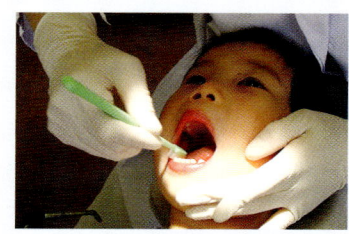

図6 寝かせ磨きの例。

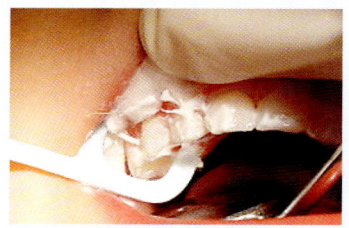

図7 隣接面への、デンタルフロスを用いたフッ化物の塗布。

乳歯萌出後1～2年間は、エナメル質が未成熟（萌出後成熟期）であるとともに、歯面へ細菌が定着し始める時期です。この時期に、砂糖入り菓子や含糖でpHの低い酸性の飲み物を頻回に摂取する癖がついてしまうと、ミュータンスレンサ球菌の定着・増殖、歯質の脱灰が急激に進みます[3]。

この時期は、母乳や哺乳ビン使用による授乳期から離乳食を経て卒乳し、3度の食事と間食を摂るようになります（短時間の間に食生活が大きく変化します）。また生活習慣面では、保護者による歯磨きから、自分で磨く習慣に加え保護者による仕上げ磨き（**図6**）が必要になります。ゆえに保護者への授乳や菓子・飲み物に関する指導や、歯間部のデンタルフロスの使用（**図7**）、フッ化物塗布やフッ化物配合歯磨剤・ジェルの応用によるう蝕予防効果についての情報提供が必須でしょう。また、乳臼歯咬合面のう蝕予防には、フッ化物徐放タイプの小窩裂溝予防填塞（フィッシャーシーラント）が効果的です。

■ まとめ　これだけは覚えておこう！

- 1～2歳児では、上顎乳前歯の唇側歯頸部、歯間部隣接面のう蝕有病率が高く、習慣的夜間授乳（哺乳ビンおよび母乳）により上顎乳前歯の唇側および口蓋側に広範囲なう蝕がみられることがあります。
- 2～3歳は乳臼歯の萌出時期であり、第一、第二乳臼歯の咬合面がう蝕有病率が高くなります。
- 3～5歳になると、第一、第二乳臼歯の歯間部隣接面のう蝕有病率が高くなります。
- 予防のポイントは、保護者による仕上げ磨き、授乳や菓子・飲み物に関する指導、歯間部のデンタルフロスの使用、フッ化物塗布やフッ化物配合歯磨剤・ジェルの応用です。
- 乳臼歯咬合面の予防には、フッ化物徐放タイプのフィッシャーシーラントが効果的です。

■ 参考文献

参考文献1　昭和32年から6年ごとの行われている日本国民のう蝕や歯周疾患の歯科保健状況を知ることができる実態調査です。
歯科疾患実態調査報告解析検討委員会(編)．解説平成17年歯科疾患実態調査．東京：口腔保健協会，2007．

参考文献2　日本小児歯科学会が編集した乳幼児の歯科保健のガイド本です。
日本小児歯科学会(編)．乳幼児の口と歯の健診ガイド．東京：医歯薬出版，2005．

参考文献3　う蝕に関する最新の書で、香西克之氏が幼児期の章を詳細に解説しています。
田上順次，花田信弘，桃井保子（編）．う蝕学．東京：永末書店，2008．

PART 1 ライフステージ別 う蝕について知っていると得する情報

2 う蝕が感染するってどういうこと？どのように感染するの？

このテーマの解説は……

品田佳世子先生
東京医科歯科大学大学院口腔疾患予防学分野・教授

■ 現在わかっていること／現在の考え方

ミュータンスレンサ球菌の感染

う蝕の発生には、う蝕原性細菌であるミュータンスレンサ球菌（**図1**）の口腔内への定着（感染）が大きく関与することがわかってきました。

Caufieldら[1,2]は、ミュータンスレンサ球菌の定着は歯の萌出前には見られず、歯の萌出（6ヵ月ごろ）とともに開始され、19〜33ヵ月（平均2歳2ヵ月）に集中すると報告し（**図2**）、この時期を「感染の窓（window of infectivity）」としました。またTedjosasongkoら[3]は、同様に感染

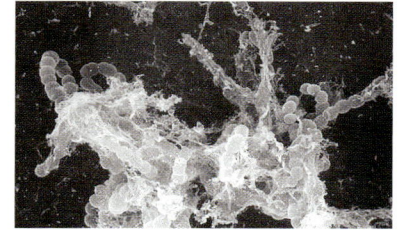

図1 ミュータンスレンサ球菌の電子顕微鏡写真。

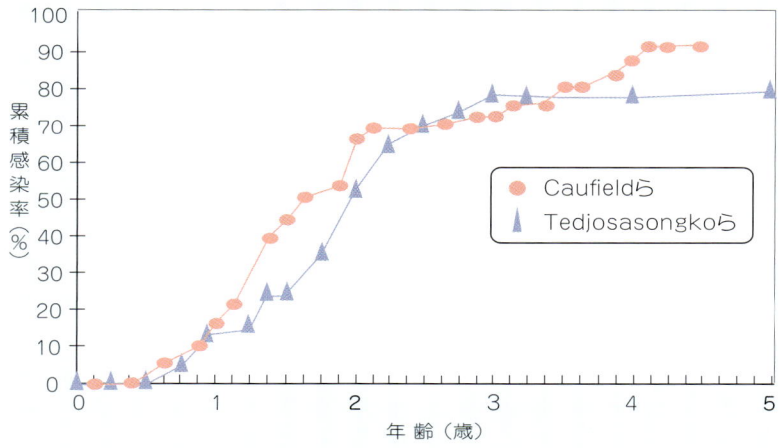

図2 ミュータンスレンサ球菌の累積感染率と月例による推移。

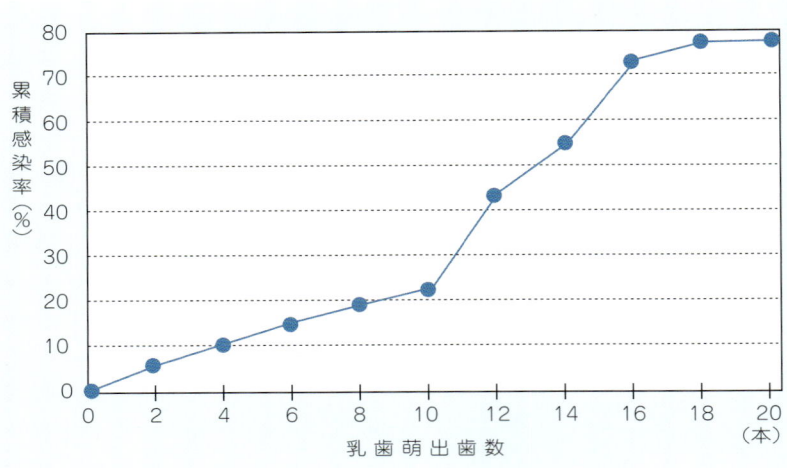

図3 乳歯の萌出とミュータンスレンサ球菌の累積感染率の推移。

は歯の萌出とともに開始され、11～36ヵ月に集中（平均2歳）すると報告しています（図2）。

　Kozaiら[4)]は、乳歯の萌出本数とミュータンスレンサ球菌の累積感染率を調べ、萌出歯が10本を越える、つまり乳臼歯の萌出が始まると急激に感染することを示しました（図3）。この時期にミュータンスレンサ球菌が定着しやすい要因としてKozaiらは、

①出歯の増加により付着面積が増加すること
②複雑な形態の小窩裂溝を持つ乳臼歯が萌出してくること
③三食と間食を摂ることにより、砂糖が入っている食品の摂取の機会が増えること
④他の常在菌がまだ少ないこと

などを挙げています。

　ここまで解説したことを、図4に示します。図4は、香西ら[5)]の日本のデータを参考に作成しました。感染のリスクは歯の萌出とともに始まり、11ヵ月（1歳ごろ）から36ヵ月（3歳）まで、つまり2歳前後がもっとも感染・定着しやすい時期となります。この時期にミュータンスレンサ球菌に感染・定着しないでいられれば、う蝕のリスクは少なくなることが多く報告されています。阿部[6)]は1歳時からミュータンスレンサ球菌が検出された子は、2歳6ヵ月時にはじめて検出された子に比べ、有意に高いう蝕有病者率を示したと報告しています。

だれから、どのように感染する？

　母親の口腔内のミュータンスレンサ球菌量と子の菌の検出状況との間に正の相関関係があることは多く報告されています。Berkowitzら[7)]は母親の唾液中のミュータンスレンサ球菌が10^5CFU/mlより多いとき、子への伝播がおこりやすいと報告しています。

　近年、染色体DNAフィンガープリント法などにより、菌の感染経路がわかるようになりました。香西ら[4)]は36名の小児から検出された菌株のうち母親由来が51.4％、父親由来が31.4％、その他が18.6％であり、母

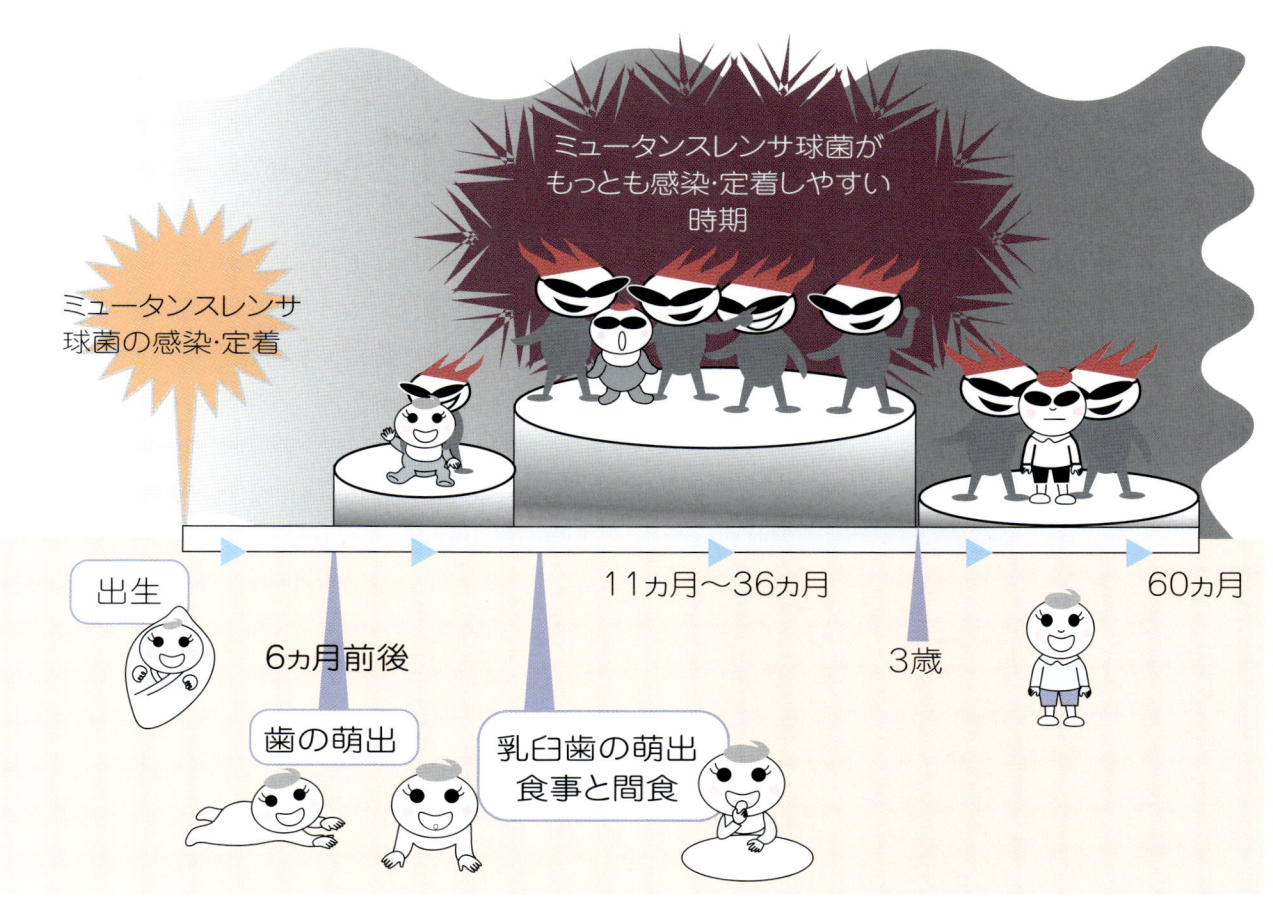

図4 子どもの健やかな健康と、ミュータンスレンサ球菌の感染から定着の、切っても切れない関係。

親保有株の62.5%、父親保有株は33.3%が子へ伝播していたと報告しています。一方、託児所の小児の場合は、母親由来が33.3%、父親由来は8.3%、その他が58.4%であったとの報告や、家族以外の保育所内での伝播も報告されており、子どもの養育環境により伝播様式が複雑になるようです。

いずれにしても、伝播は唾液を介して行われ、直接の口移しや、食べ物の噛み与えのみならず、スプーンなどの食器の共有によっても伝播することが報告されています。

■ この情報を臨床に活かしてみよう！

近年の多くの報告によると、う蝕原性細菌であるミュータンスレンサ球菌の口腔内への定着時期が、その小児の一生のう蝕のなりやすさを左右すると言っても過言でないようです。Köhlerら[8]は、ミュータンスレンサ球菌の定着が2歳以降の小児は、2歳未満で定着した小児に比べ、4歳時および7歳時において有意にう蝕経験歯数が少なかったと報告しています。

表1 ミュータンスレンサ球菌感染の予防方法

子どもが生まれる前
母親や父親など同居する家族のう蝕や歯周疾患を治療し、口腔内のミュータンスレベルを下げておくこと
出生後1歳前の離乳期
①養育者が食べ物の口移しや、噛み与えしないこと
②スプーンなどの食器を大人と共有しないこと
③哺乳ビンにミュータンスレンサ球菌の好きな砂糖の入った飲料（ジュース、スポーツドリンク、乳酸菌飲料など）を入れて飲ませないこと
1〜3歳
①卒乳を1歳半前に行うこと
②食事や間食に砂糖を多く含まれた食品や飲料をあまり摂取させないこと
③養育者による歯磨きの仕上げ磨きを毎日行うこと
④フッ化物溶液塗布を受けたり、フッ化物配合歯磨剤またはジェルを使用すること

できれば3歳以降にミュータンスレンサ球菌の定着時期を遅らせたいのですが、そのためにはどのような点に気をつければよいのでしょうか。

表1は、多くの研究報告で示されている予防方法をまとめたものです。**表1**に示したことに気をつけて3歳までう蝕原性細菌の感染を避けられれば一生涯う蝕になりにくくなることを、母親や養育者に情報提供することが必要だと思います。

■ まとめ　これだけは覚えておこう！

- う蝕の発生には、う蝕原性細菌であるミュータンスレンサ球菌の口腔内への定着（感染）が大きく関与しています。
- ミュータンスレンサ球菌の定着時期は、歯の萌出とともに開始され、11〜36ヵ月（平均2歳）に集中し、乳臼歯の萌出とともに急激に感染しやすくなります。
- 母親の唾液中のミュータンスレンサ球菌が多いと、子へ伝播しやすいようです。
- 主に母親から伝播しますが、父親、その他の昼間の養育者などからも伝播します。

■ 参考文献

参考文献1 ミュータンスレンサ球菌の乳幼児期の伝播、感染について世界で最初に詳細に報告し、2歳前後の"感染の窓"を示しました。
Caufield PW, Cutter GR, Dasanayake AP. Initial acquisition of mutans streptococci by infants: Evidence for a discrete window of infectivity. J Dent Res 1993; 72: 37-45.

参考文献2　ミュータンスレンサ球菌の乳幼児期の伝播、感染について再度、検討を加えて報告しています。
Caufield PW. Dental caries a transmissible and infectious disease revisited: a position paper. Pediatr Dent 1997; 19: 491-498.

参考文献3　ミュータンスレンサ球菌の乳幼児期の感染について報告しています。
Tedjosasongko U, Kozai K. Initial acquision of mutans streptococci in children at day nursery. J Dent Child 2002; 69: 284-288.

参考文献4　日本における乳幼児期の口腔内状況とミュータンスレンサ球菌の感染・定着について報告しています。
Kozai K, Nakayama R, Tedjosasongko U, Kuwahara S, Suzuki J, Okada M, Nagasaka N. Intrafamilial distribution of mutans streptococci in Japanese families and possibility of father-to-child transmission. Microbiol Immunol 1999; 43: 99-106.

参考文献5　う蝕に関する最新の書で、香西克之氏が幼児期の章を詳細に解説しています。
田上順次, 花田信弘, 桃井保子編. う蝕学. 東京：永末書店. 2008.

参考文献6　日本における生後3ヵ月から2歳6ヵ月までの母子のコホート調査です。
阿部晶子. 2歳6カ月児のう蝕発病と関連要因の追跡調査. 口腔衛生会誌 2004：54：17-27.

参考文献7　母子の唾液中のミュータンスレンサ球菌数とう蝕の関連性を報告しています。
Berkowitz RJ, Turner J, Green P. Maternal salivary levels of Streptococcus mutans and primary oral infection of infants. Arch Oral Biol 1981; 26: 147-149.

参考文献8　ミュータンスレンサ球菌の定着が2歳以降であるとう蝕のリスクが少ないことを報告しています。
Köhler B, Andréen I, Jonsson B. The earlier the colonization by mutans streptococci, the higher the caries prevalence at 4 years of age. Oral Microbiol Immunol 1988;3: 14-17.

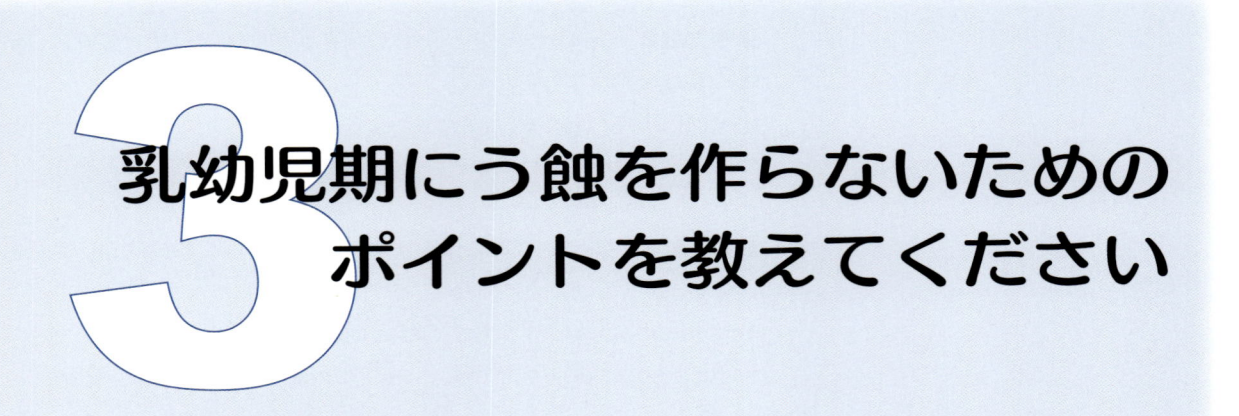

知ってて得した！ う蝕予防に活かせるエビデンス

3 乳幼児期にう蝕を作らないためのポイントを教えてください

このテーマの解説は……

品田佳世子先生
東京医科歯科大学大学院口腔疾患予防学分野・教授

■ 現在わかっていること／現在の考え方

乳歯のう蝕有病状況の推移を見てみると……

図1は、昭和32年（1957年）から6年ごとに実施されている歯科疾患実態調査の1人平均乳歯う歯数（dft）と有病者率の推移を、年齢別に示しています[1]。昭和38、44、50年と乳歯う蝕有病者が高く、乳歯う歯数の多い状態が持続されていましたが、昭和56年から徐々に減少し、平成11年には急激に減少しています。平成17年のdftはもっとも高かった昭和時代の4分の1程度に減少しています。

この推移について考察してみます。

戦後の高度成長期とともに、砂糖の入った菓子や飲料の消費が急激に増加し、乳歯う蝕が増加していきます。粉ミルクにも砂糖が入っていた時期もあり、哺乳ビンう蝕が増加しました。しかし近年は、保健センターやかかりつけ歯科医における歯科保健指導やフッ化物溶液塗布の効果により、乳歯う蝕が減少していると考えられます。

図2に3歳児のう蝕有病者率と毎日1回以上歯ブラシを使用している者の率（1～4歳）と、フッ化物塗布経験者数（1～14歳）の割合の推移を示します[1]。う蝕の減少と逆に、毎日歯ブラシを使用している者の増加、フッ化物塗布経験者の増加がみられ、このことが乳歯う蝕の減少に関連していることがわかります。

PART 1　ライフステージ別　う蝕について知っていると得する情報

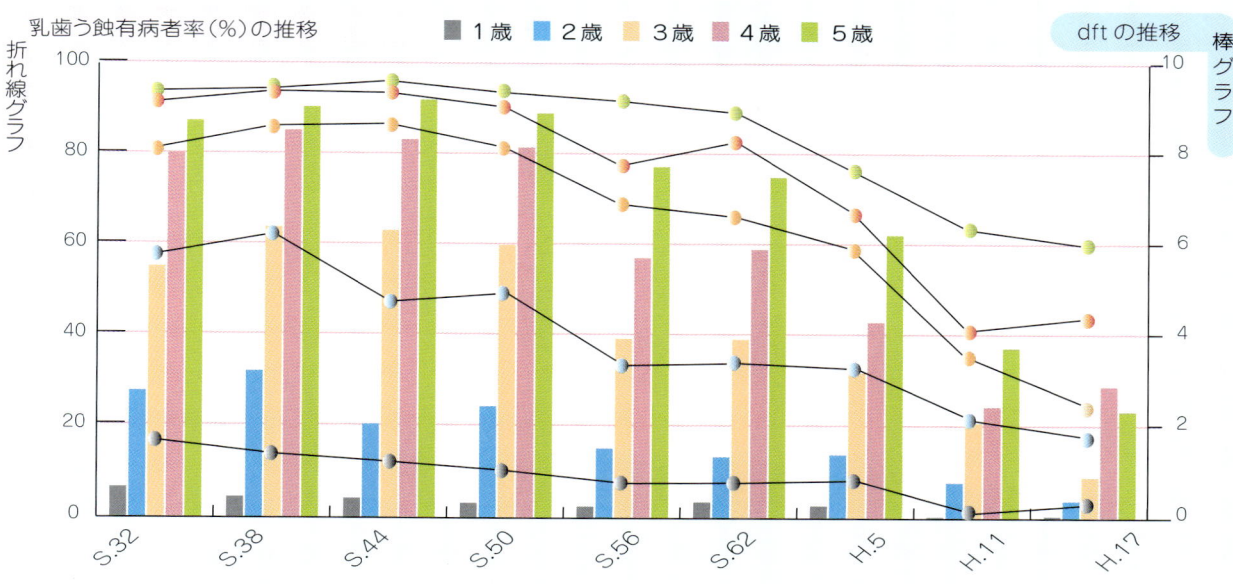

図1　1人平均乳歯う蝕指数（dft）と、有病者率の推移。

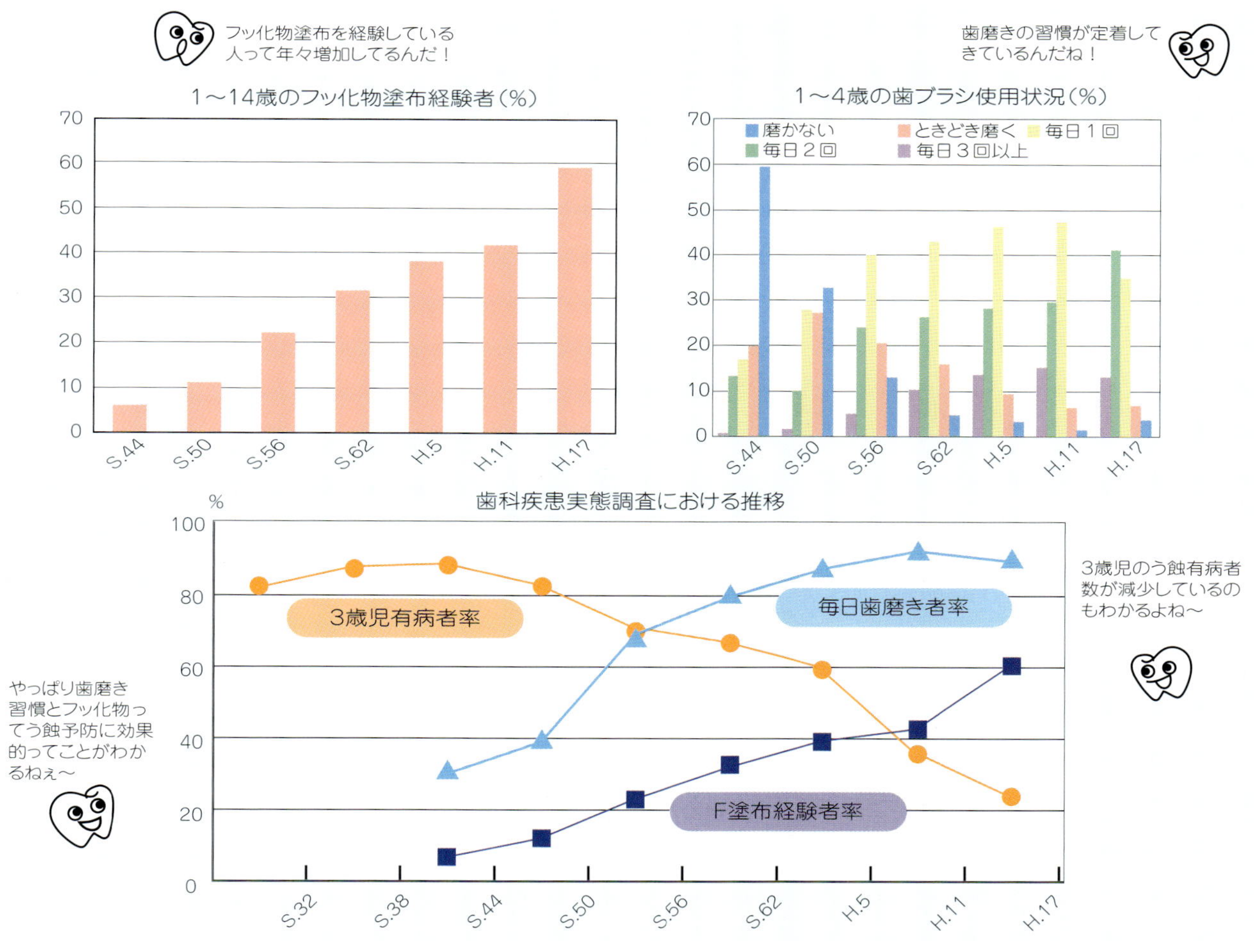

図2　フッ化物および歯ブラシの使用状況から類推する、近年う蝕が減少している理由。

乳歯のう蝕リスクとその予防方法

う蝕を作らないためのポイントは、う蝕リスクを知り、それに対する予防方法を行うことです。このリスクは小児それぞれ異なりますので、個人に合わせて予防を行う場合と、集団の傾向を分析してプログラムを策定し、施行する場合があります。

この時期のう蝕リスクについて、以下のような報告があります。

阿部[2]は、2歳6ヵ月時のう蝕有病者率と関連する項目として、

- 1歳時：哺乳ビンによる含糖飲料の摂取あり、大人との食器の共有あり、毎日の仕上げ磨きなし
- 1歳6ヵ月時：哺乳ビンによる含糖飲料摂取あり、間食時間が不規則で回数が3回以上、毎日の仕上げ磨きなし
- 2歳6ヵ月時：間食回数が3回以上で、毎日の仕上げ磨きなし

と報告しています。

食事に関するう蝕リスクとして松本ら[3]は、ガム・チョコレート・キャラメルをよく食べる、ジュースや清涼飲料水をよく飲むことがう蝕と関連しており、年に歯科健診とフッ化物歯面塗布を2〜3回行うことでう蝕有病率が大きく減少したと報告しています。

養育環境に関するう蝕リスクとして尼寺ら[4]は、母親の出産年齢が22歳以下で、祖父母と同居し、おやつの回数4回以上がう蝕発生のリスク要因であると報告しています。また山内ら[5]は、母親の初産年齢が22歳以下と35歳以上がう蝕ハイリスクで、夜間の授乳や仕上げ磨きに対する養育態度が関連していると報告しています。

この時期のう蝕予防方法については、以下のような報告があります。

佐久間ら[6]は、1〜3歳児を対象にフッ化物歯面塗布とフッ化物配合歯磨剤の複合応用することでう蝕発生が抑制されたと報告しています。

また欧米諸国では、1歳前後でミュータンスレンサ球菌のリスクテストと口腔内の状況、生活習慣に関する質問票から、リスク診断し、リスクに応じた指導やフッ化物の応用によるう蝕予防を行っています。たとえばイングランドでは、移民を対象に以下のような予防プログラムを実施し、効果があったと報告しています[7]。

- 8ヵ月齢時：乳児健診に来所した両親にトレーニングカップとリーフレットを渡し、哺乳ビン使用をやめて提供したカップを使って安全な飲料を与えるよう助言する。
- 12〜15ヵ月齢時：フッ化物配合歯磨剤と歯ブラシを贈る。
- 18ヵ月齢時：地域の歯科医院で健診を受けるよう案内し、歯磨剤と歯ブラシも追加する。

長崎市でも、1歳6ヵ月児健診時にう蝕ハイリスク者に9種類の歯科保健リーフレットを渡し、毎月1回専門的予防管理（健診、歯科保健指導、フッ化物塗布、ミュータンスレンサ球菌検査）を2年間受けられるモデル事業を実施しています[8]。

PART 1　ライフステージ別　う蝕について知っていると得する情報

表1　乳幼児期のう蝕リスク一覧

	低い	やや有り（レベル1）	有（レベル2）	高い（レベル3）
ミュータンスレンサ球菌レベル	−	＋ （10万CFU/ml以下）	＋＋ （10万CFU/ml以上）	＋＋＋ （100万CFU/ml以上）
う蝕有病状況	0 （カリエスフリー）	0 （CO少数含む）	上顎乳前歯 あるいは乳臼歯にう蝕	ほとんどの歯に う蝕が見られる
含糖飲食摂取	なし	規則正しく少し	1日に2〜3回 摂取	1日4回以上摂取
1歳6ヵ月以降の授乳状況	卒乳	卒乳	母乳または 哺乳瓶で夜間授乳	母乳または哺乳瓶で 頻回・夜間授乳
養育状況	良好 初産29〜34歳	良好 初産23〜34歳	社会的やや不安 初産22歳以下、 35歳以上	社会的に不安 初産22歳以下で祖父母同居 35歳以上
口腔清掃	1日2回以上 仕上げ磨き フロス使用	1日1回以上 仕上げ磨き	1日1回以下 仕上げ磨きなし	毎日磨かない 仕上げ磨きなし
予防的健診	定期的受診	定期的受診	不定期受診	不定期の治療受診
フッ化物応用	歯面塗布と歯磨剤	歯面塗布と歯磨剤	歯面塗布またはフッ化ジアミン銀塗布	応用なし または フッ化ジアミン銀塗布

■ この情報を臨床に活かしてみよう！

　　上記の報告から、乳幼児期のう蝕リスクの例を**表1**に示します。必ずしも、各リスクのような内容にならないかもしれません。
　例えば、母乳の夜間授乳を行っている場合はリスク有りのレベル2ですが、1日2回以上仕上げ磨きを行い、フッ化物の歯面塗布や歯磨剤を使用するなど養育者の意識が高く、授乳以外はコントロールされている場合にはレベル1となり、養育者に夜間授乳のリスクの情報提供を行って定期的に健診し経過観察するだけでいいかもしれません。
　表1は、どこに問題点があるのか、予防のポイントをどこに絞ればいいのかをわかりやすく把握しやすいようにまとめたものです。ぜひ活用していただければ幸いです。

23

■ まとめ　これだけは覚えておこう！

- ミュータンスレンサ球菌を伝播・定着させないためには、大人と食器を共有しないこと、哺乳ビンによる含糖飲料摂取をやめること、含糖菓子は規則正しく2回以下の摂取にすることがポイントです。
- 口腔清掃面のポイントは、毎日の仕上げ磨きを行い、隣接面はデンタルフロスを使用することです。
- フッ化物の応用のポイントは、3歳まではフッ化物歯面塗布を年2～3回行い、かつフッ化物配合歯磨剤を毎日使用することです。4歳以降でうがいができるようなったら、フッ化物洗口の追加も有効です。
- 歯科健診および保健指導は年に2～3回以上行うことが望ましいです。
- 初産年齢の22歳以下と35歳以上の母親、祖父母と同居している場合は同居している祖父母に対しても保健指導を行うことが重要です。

■ 参考文献

参考文献1　昭和32年から6年ごとの行われている日本国民のう蝕や歯周疾患の歯科保健状況を知ることができる実態調査です。過去の実態調査報告書も参考にしました。
歯科疾患実態調査報告解析検討委員会（編）．解説平成17年歯科疾患実態調査．東京：口腔保健協会．2007．

参考文献2　日本における生後3ヵ月から2歳6ヵ月までの母子のコホート調査です。
阿部晶子．2歳6カ月児のう蝕発病と関連要因の追跡調査．口腔衛生会誌　2004；54：17-27．

参考文献3　保育所の小児を対象とし、生活習慣とう蝕との関連やフッ化物歯面塗布のう蝕抑制効果も報告しています。
松本大輔，広瀬弥奈，八幡祥子，他．S村保育所における乳歯の齲蝕有病状況と生活習慣との関連性について．小児歯誌　2007；45：494-502．

参考文献4 母親の初産年齢と乳幼児のう蝕のリスクについて報告しています。
尼寺理恵，有田憲司，西野瑞穂．低年齢児の齲蝕発生のリスク因子に関する研究－とくに母親の初産年齢について－．小児歯誌　2006；44：347-354．

参考文献5 母親の初産年齢を年齢群に分けて乳幼児のう蝕のリスクとの関連性を報告しています。
山内理恵，有田憲司，阿部祥子，他．母親の初産年齢と第一子の乳歯齲蝕罹患との関係．小児歯誌　2003；41：506-513．

参考文献6 乳歯う蝕予防にフッ化物歯面塗布とフッ化物配合歯磨剤の複合応用が効果のあることを報告しています。
佐久間汐子，清田義和，中林智美　その他．乳歯う蝕に対するフッ化物歯面塗布とフッ化物配合歯磨剤の複合応用．口腔衛生会誌　2005；55：567-573．

参考文献7 イングランドの移民の乳幼児に対するう蝕予防プログラムの報告です。
Davies GM, Duxbury JT, Boothman NJ, Davies RM, Blinkhorn AS. A staged intervention dental health promotion programme to reduce early childhood caries. Community Dent Health 2005; 22:118-122.

参考文献8 長崎市の1歳6か月児健康診査受診者のハイリスク児に行った予防管理プログラムの評価を報告しています。
川崎浩二，林田秀明，北村雅保，他．1.6歳う蝕ハイリスク児を対象とした地域予防管理システム―1年後の評価―．口腔衛生会誌　2005；55：443．

知ってて得した！ う蝕予防に活かせるエビデンス

4 学童期の患者さんでう蝕になりやすい歯はどこ？予防方法を考えてみよう

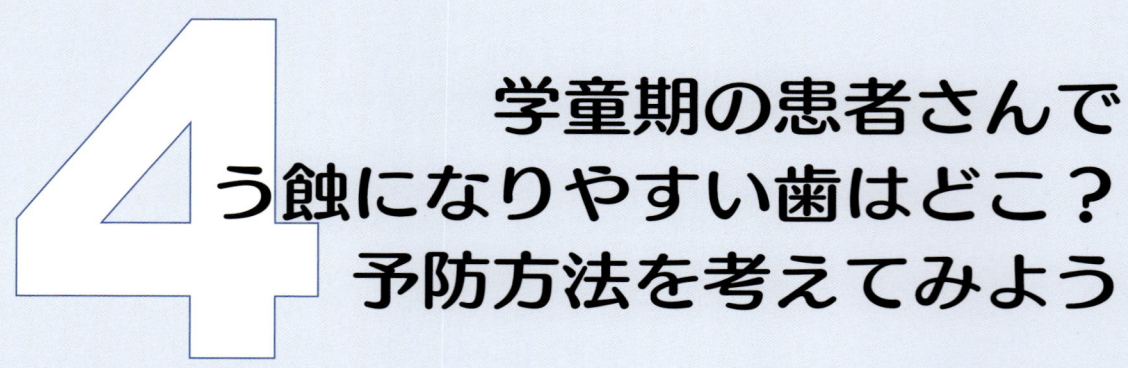

このテーマの解説は……

鶴本明久先生
鶴見大学歯学部地域歯科保健学教室・教授

■ 現在わかっていること／現在の考え方

う蝕有病状況を、歯種別に見てみると…

図1は、歯科疾患実態調査（平成17年）[1]にみる、5歳から24歳までの歯種別のう蝕有病状況から書き起こした図です。図1からわかるように、学童期にもっともう蝕になりやすい歯は、下顎の第一大臼歯です。

上下顎ともに第一大臼歯は5歳から9歳までにう蝕の発生がみられ、その後も第一大臼歯のう蝕有病者は急激に増加していきます。

次にう蝕の有病率の高い第二大臼歯も、萌出直後にう蝕が発生し、第一大臼歯と同じように増加しています。

他の歯種については、小臼歯、前歯ともに上顎のほうがう蝕は多く、10歳以後増加するようです。

大臼歯にしても小臼歯にしても、大部分は咬合面に発生するう蝕で、上顎前歯部に発生する隣接面のう蝕は、以前と比べてかなりコントロールされるようになっているようです。

図2は、Carlosら[2]が1965年に発表した永久歯（男児）の年間う蝕発病確率曲線というもので、萌出後、健全なまま残った歯の1年間のう蝕発生率の推移です。つまり、各歯種の萌出後年齢におけるう蝕感受性を示しています。かなり古い疫学調査なので、発生率の数値そのものは現在とは異なっていると思われますが、曲線のパターンは変わっていないのではないでしょうか。もっともう蝕になりやすいのは第一大臼歯で、下顎の前歯部はう蝕が少ないことがわかります。また、どの歯種もう蝕が進行し検診によって発見されるのは萌出後2〜3年にピークがあるということもわかります。

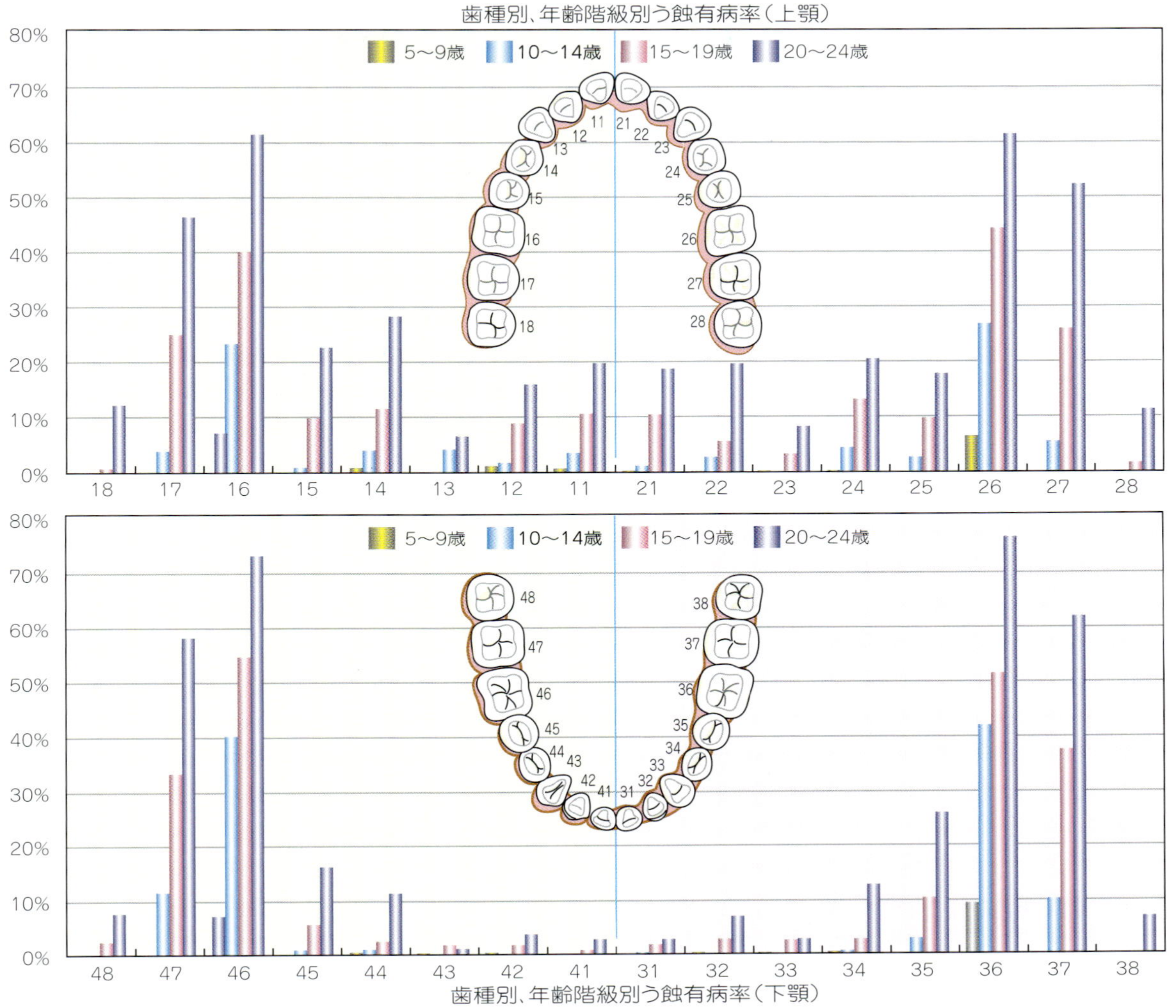

PART 1　ライフステージ別　う蝕について知っていると得する情報

歯種別、年齢階級別う蝕有病率（上顎）

歯種別、年齢階級別う蝕有病率（下顎）

図1　歯科疾患実態調査（平成17年）をもとに作図した、歯種別&年齢階層別のう蝕有病率。

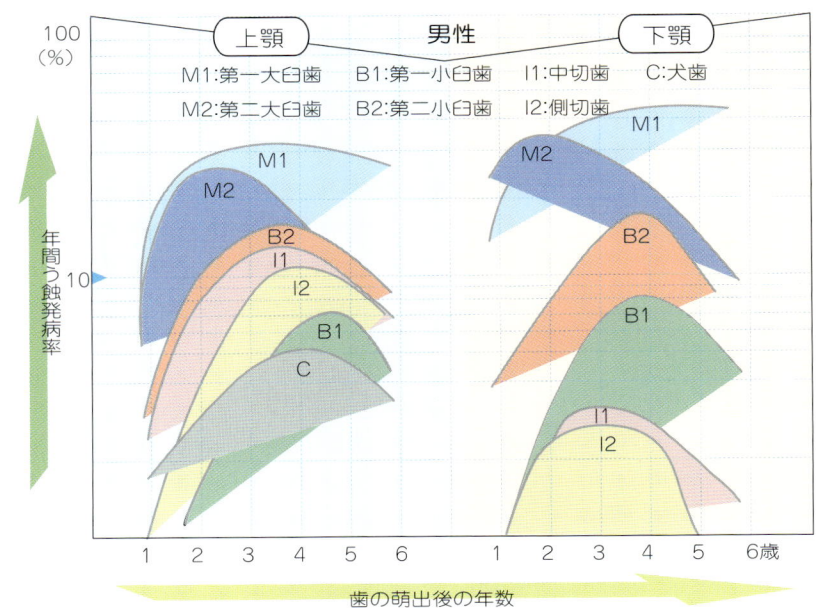

図2　各歯種のう蝕感受性の時間的変化。

学童期のう蝕リスク要因はなんだろう

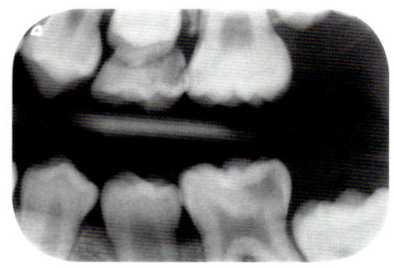

図3 萌出直後に発生した第一大臼歯のう蝕。この頃がう蝕感受性のピーク。（写真は、春日部市開業：渡辺勝先生のご厚意による）

学童期におけるう蝕疫学の重要な所見は、
①第一・第二大臼歯部の小窩裂溝に多発すること
②萌出後2～3年の間にう蝕発生のピークがあること（図3）
③上顎前歯部の平滑面のう蝕が減少していること
です。この大きな理由は、エナメル質表層の成熟（maturation）にあります。

エナメル質の成熟には、萌出前と萌出後の成熟過程があり、歯は未成熟なまま萌出するので萌出直後はきわめてう蝕になりやすい状態です。萌出後の時間の経過とともにエナメル質表層の炭酸は減少し、フッ素は増加します。これは、時間の経過に伴い、う蝕感受性が低下することを意味します。逆に、萌出直後のエナメル質ほどフッ化物イオンの取り込み量は多いようです。

また、エナメル質の成熟に加え、大臼歯の小窩裂溝は構造的に深く、プラークコントロールが困難です。鶴本ら[3]の第一大臼歯う蝕発生要因の研究では、萌出して対咬歯と咬合を開始するまでの時間と咬合面のプラーク量が多いほどう蝕になりやすいことを報告しています。このことも大臼歯がう蝕になりやすい原因になっていると思います。さらに、歯種別のう蝕有病率の違いには唾液の抗う蝕作用も大きな要因となっています。

上顎前歯部のう蝕の減少はフッ化物の応用によるものが大きいと思われますが、いずれにしてもう蝕は多要因的疾患なので、さまざまの要因を考慮する必要があります。

■ この情報を臨床に活かしてみよう！

臨床応用のヒント

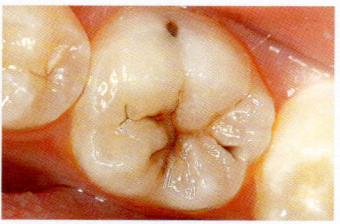

図4 もっともう蝕リスクの高い第一大臼歯の小窩裂溝。萌出直後のこの時期が、極めてう蝕になりやすい。

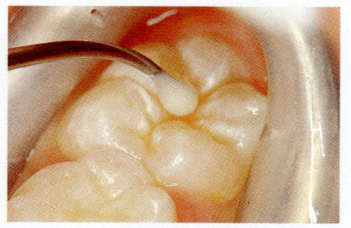

図5 小窩裂溝へのシーラント処置。必要に応じて行なう。

エナメル質表層が結晶学的に未成熟であること、またフッ化物の取り込みが萌出直後ほど多く、次第に減少していくということは、フッ化物応用によるう蝕予防の開始のタイミングが永久歯の萌出直後であることを示しています。

境ら[4]も、フッ化物洗口を小学校1年生から開始した場合よりも、4歳から開始したほうが、う蝕予防効果はかなり高くなると報告しています。しかし、第一大臼歯に始まる歯の萌出順序と時期を考えると、4歳から15歳ぐらいまでがフッ化物応用の重要な時期となるでしょう。

また、第一大臼歯、第二大臼歯のう蝕が圧倒的に多いわけですが、小窩裂溝（図4）のう蝕はフッ化物の応用だけでは予防は難しいようです。小窩裂溝のう蝕予防には予防填塞（フィッシャーシーラント）が重要です（図5）。

予防填塞剤にはレジン系とアイオノマーセメント系があり、それぞれに長所短所がありますが、フッ化物イオンのリリースとリチャージの機能も、学童期への応用では充分に考慮すべきだと思います。

写真は、春日部市開業：渡辺勝先生、長山和枝さん、吉田早織さんのご厚意による。

■ まとめ　これだけは覚えておこう！

- 永久歯でもっともう蝕有病率が高い歯は下顎の第一大臼歯です。次に上顎の第一大臼歯、第二大臼歯と続きます。
- 歯は萌出直後がもっともう蝕の感受性が強い（う蝕になりやすい）時期です。
- フッ化物応用効果が高い時期も歯の萌出直後です。
- 永久歯のう蝕予防のためには、フッ化物応用と予防填塞（フィッシャーシーラント）を可能な限り早い時期に実施することが重要です。

■ 参考文献

参考文献1　わが国における重要な歯科保健調査報告で、6年ごとに実施され、う蝕などの口腔保健の現在の状況や推移を知ることができます。
歯科疾患実態調査報告解析検討委員会編．解説 平成17年歯科疾患実態調査．東京：口腔保健協会，2007．

参考文献2　歯種別のう蝕感受性の時間的変化を世界ではじめて報告した研究です。
Carlos JP, Gittelsohn AM. Longitudinal studies of the natural history of caries. II. A life-table study of caries incidence in the permanent teeth. Arch Oral Biol 1965; 10: 739-751.

参考文献3　第一大臼歯のう蝕発病要因を追跡調査と多変量解析によって示したわが国では数少ない報告です。
鶴本明久，米満正美，他．第1大臼歯におけるう蝕発病要因に関する研究．口腔衛生会誌 1986; 36: 66-75.

参考文献4　フッ化物洗口法の有効性を詳細に分析した研究です。特に、応用開始時期の違いによるう蝕抑制効果の差を明らかにした意義は大きいといえます。
境脩，筒井昭二，他．小学学童におけるフッ化物洗口法による17年間のう蝕予防効果．口腔衛生会誌 1988; 38: 116-126.

知ってて得した！　う蝕予防に活かせるエビデンス

5 学童期にう蝕を作らないためのポイントを教えてください

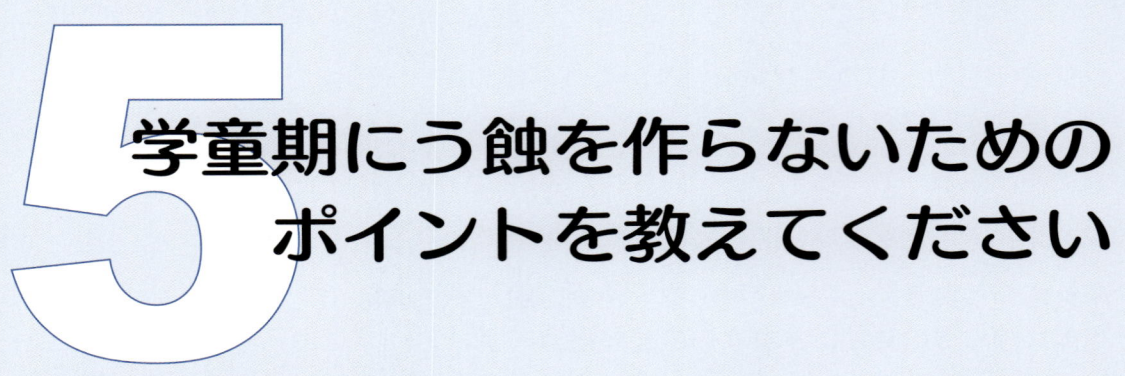

このテーマの解説は……

鶴本明久先生
鶴見大学歯学部地域歯科保健学教室・教授

■ 現在わかっていること／現在の考え方

う蝕感受性の高い歯が常に存在するのが学童期です

　学童期は、第一大臼歯から始まり第二大臼歯の萌出までエナメル質の成熟度が低いために、う蝕感受性の高い歯が常に口腔内に存在しています。
　萌出直後の歯はう蝕感受性も高いのですが、一方でフッ化物イオンの取り込みもよいことがわかっています。学童期では、予防効果のエビデンスが確立されているフッ化物とフィッシャーシーラントを積極的に、そして継続的に応用していくことが重要です。
　学童期は小学1年から始まりますが、永久歯のう蝕予防プログラム開始は小学1年生では遅いようです。

フッ化物応用のタイミング

　図1の左は、フッ化物洗口プログラム開始後に萌出した歯（新しい歯）について、フッ化物洗口群と対照群（非フッ化物洗口実施群）に発生したう蝕（New DMFS）の歯面別の比較をしたもので、**図1の右**はすでに萌出していた歯（古い歯）について2つの群を比較したものです[1]。
　う蝕抑制率（対照群に対する予防実施群でのう蝕抑制の率）をみると、新しい歯では60％もう蝕を抑制していますが、古い歯では20％に止まっています。つまり、フッ化物の局所応用は萌出直後から作用させたほうが、得られる効果が大きいことを示しています。歯面別のう蝕抑制率では、新しい歯の隣接面74％に比べると小窩裂溝の54％は少ないようですが、もともとの発生率が高いのでこの抑制率はすばらしい効果だと思います。
　図1の筒井らの研究は、30年前にフッ化物洗口法の効果を示した初期のわが国のデータです。それ以降の研究でも、フッ化物応用の有効性を強

PART 1　ライフステージ別　う蝕について知っていると得する情報

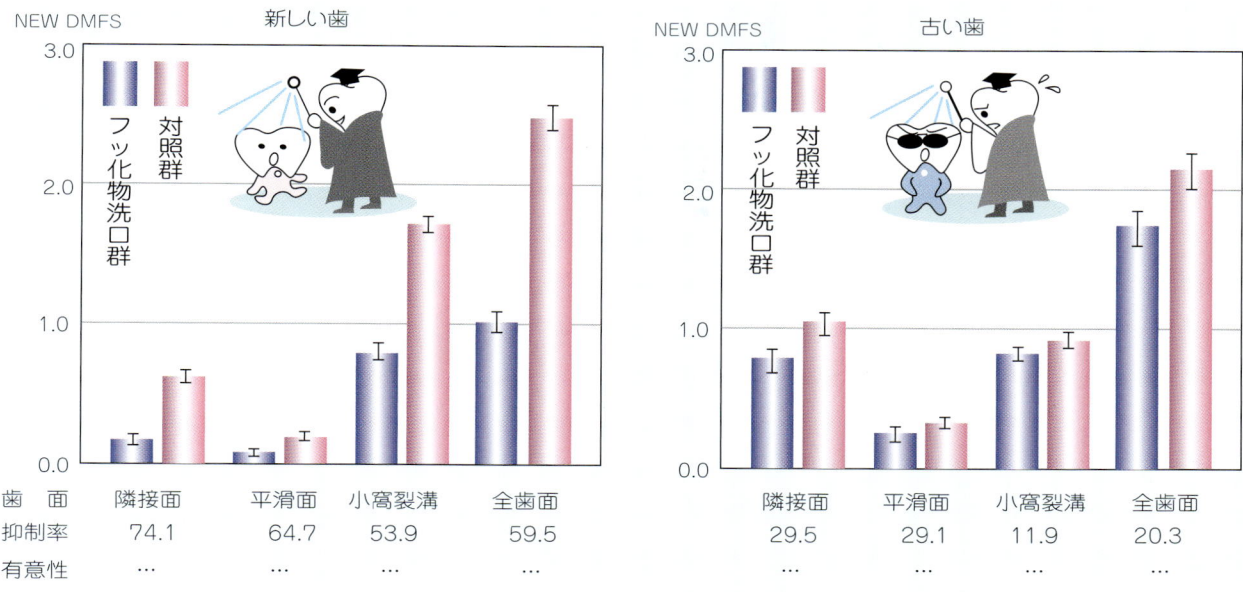

図1　フッ化物洗口によるう蝕予防効果（左：新しい歯、右：古い歯）（参考文献1より引用改変）。

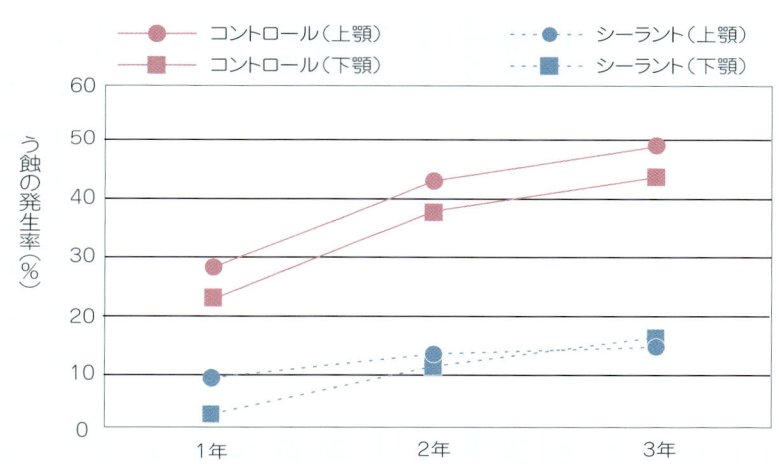

図2　従来型のフッ化物徐放性グラスアイオノマーシーラント使用群と、非使用群（コントロール）のう蝕発生の比較（参考文献4より引用改変）。

く支持しています。フッ化物応用に関する良質なエビデンスが集積されたCochrane Oral Healthのレビューでは[2]、『フッ化物局所応用の効果には明らかなエビデンスがあるが、応用方法の違いによる差は認められない』と、まとめられています。

予防填塞（フィッシャーシーラント）は必要ですか？

わが国では小窩裂溝のう蝕が多く、フッ化物による予防も難しいようです。したがって、小窩裂溝のう蝕予防を目的としたフィッシャーシーラントも重要な予防手段となります。

しかし、抗う蝕作用などの基礎的な実験や保持率などの研究は多いのですが、う蝕予防効果を疫学的に調べた研究は少ないようです[3]。**図2**はフッ化物徐放性の従来型グラスアイオノマーシーラントのう蝕抑制効果を調べた比較研究です[4]。対象歯は上下顎の第一大臼歯ですが、フッ化物徐放性

31

臨床応用のヒント

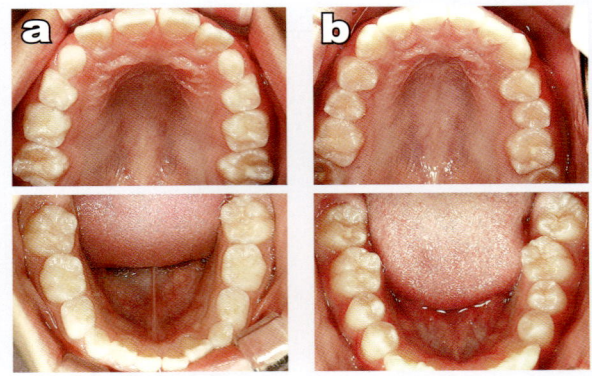

図3a 乳歯咬合面観。小学5年生時。大臼歯部にシーラント処置を行っています。側方歯群の交換が始まるので、フッ化物洗口が中断しないよう指導しました。

図3b 同じ患者の永久歯咬合面観。第二大臼歯もシーラント処置をしてう蝕を予防しています。フッ化物洗口も継続しています。

写真は、大阪市開業：文元基宝先生のご厚意による。

のフィッシャーシーラントのう蝕抑制効果が顕著に表れています。最終的にう蝕抑制率は、上顎で66.3％、下顎で67.2％でした。

フィッシャーシーラントのう蝕抑制は、その保持率とフッ化物イオンの徐放性にあるようですが、その2つの機能は拮抗するようで、両方の機能をともに満足するフィッシャーシーラントは難しいようです[3]。

先述したCochraneのフィッシャーシーラントに関するレビューでは、『レジンベースのフィッシャーシーラントのう蝕予防効果は高いが、グラスアイオノマーシーラントよりも優れているとのエビデンスはない』としています[2]。しかし、両者の特徴をもつ光硬化型グラスアイオノマーシーラントの臨床成績では、3年後に95.2％のう蝕抑制率を示したと報告されていました[5]。

いずれにしても、フィッシャーシーラントに関する臨床疫学データは少なく、今後の研究が期待されます。

■ この情報を臨床に活かしてみよう！

6歳前後の第一大臼歯の萌出に始まり第二大臼歯の萌出まで、学童期はまさに「新しい歯」が次々に登場する時期です。この期間は混合歯列の状態でもあり、プラークコントロールが大変難しく、歯質の脆弱性から考えてもう蝕の予防が大変難しいことは理解できるでしょう。フッ化物の応用は、とても効果があり重要であることは当然であるとしても、「新しい歯」と「古い歯」に対するフッ化物のう蝕抑制効果の大きな差は、フッ化物の応用方法について工夫がいることを示しています。時期的には4歳～5歳に開始し、低濃度で頻回（ほぼ毎日）の応用が必要だと思います。フッ化物配合歯磨剤の使用に加えて、フッ化物洗口（毎日法）が推奨されます。

咬合面のう蝕予防には、フィッシャーシーラントが不可欠であることも示されています（**図3**）。しかしどの種類のフィッシャーシーラントを使用するかについては、う蝕抑制効果に明らかな差が認められないとすると、保持力を考慮して歯の萌出の状態と再填塞する時期によって選択されるのではないでしょうか。

■ まとめ　これだけは覚えておこう！

・う蝕の感受性が高い萌出直後の歯を見逃さない。つまり、就学前からう蝕の予防プログラムを積極的に実践することがポイントです。

・フッ化物配合歯磨剤の使用に加えて、4歳ぐらいからフッ化物洗口プログラムを開始すると効果も高いようです。

・咬合面のう蝕予防のためには、フィッシャーシーラントが重要になってきます。

■参考文献

参考文献1　フッ化物局所応用方法の効果と安全性について解説されたガイドブック。引用したデータは筒井らによって実施された研究から再分析されたものです。
日本口腔衛生学会フッ素研究部会（編）．フッ化物洗口法のう蝕予防効果．フッ化物局所応用に関するガイドブック．東京：口腔保健協会, 1985; 76-79.

参考文献2　Cochran Library の Oral Health Group のレビューが、日本語に翻訳され、Minds 医療情報サービスに掲載されています。なお、Minds を見るには登録（無料）が必要です。
Cochrane Database of Systematic Reviews 2004：小児と年少者のう蝕予防におけるフッ化物局所応用（フッ素歯面塗布と歯磨剤、洗口剤、ゲル、バーニッシュ）の複合応用と単独応用の比較．
https://minds.jcqhc.or.jp/lo/jmed/jm_medinfo.aspx

参考文献3　現在応用されているフッ化物徐放性修復材料について解説されたガイドブックです。フィッシャーシーラントについても詳細に効果や予防機序が説明されています。
古賀寛．フッ化物徐放性修復材料に関する研究．In: 千田彰（編）．フッ化物徐放性修復材料ガイドブック．東京：永末書店, 2005; 20-25.

参考文献4　フッ化物徐放性の従来型フィッシャーシーラントのう蝕抑制効果を、臨床疫学的に比較した研究です。わが国のデータであり、貴重な予防填塞法に関する結果が掲載されています。
Komatsu H, Shimokobe H, Kawakami S, Yoshimura M. Caries-preventive effect of glass ionomer sealant reapplication: study presents three-year results. J Am Dent Assoc 1994; 125: 543-549.

参考文献5　アイオノマー系とレジン系の両方の性質を持つ予防填塞材（Fuji Ⅲ LC）の予防効果を示した臨床研究で、高いう蝕抑制率を示しています。
山本健也，佐々木恵，小島寛，三浦真理，松塚育子，小口春久．幼若第一大臼歯に対する光硬化型グラスアイオノマーセメント系小窩裂溝填塞材の臨床評価．小児歯誌 2003; 41; 105-110.

知ってて得した！　う蝕予防に活かせるエビデンス

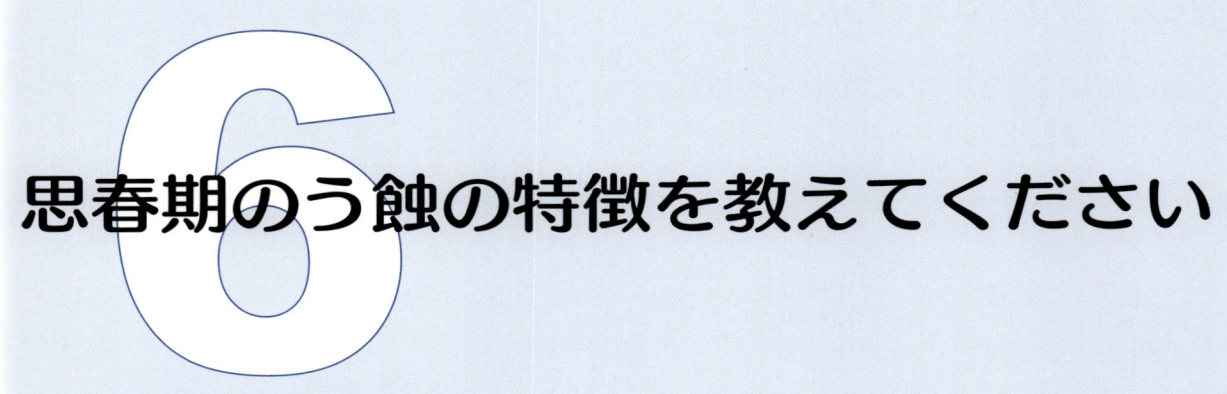

思春期のう蝕の特徴を教えてください

このテーマの解説は……

鶴本明久先生
鶴見大学歯学部地域歯科保健学教室・教授

■ 現在わかっていること／現在の考え方

う蝕発生のスパート

　過去3回の歯科疾患実態調査の年齢階級別1人平均う蝕歯数（DMFT）の推移（**図1**）をみると、10〜20代くらいまでのDMFTは、近年は全体的に減少していることがわかります。しかし、30代くらいになると同じレベルのDMFTとなっています。そして30代後半から、DMFTの伸びがフラットになっているのもおもしろいところです。

　また、過去3回のDMFTのカーブはほぼ同じ形をしていて、実はグラフが右側に平行移動しているだけです。これが何を意味しているかというと、「う蝕が減少している」というよりも、「最初のう蝕発生の時期が遅れている」ということです。さらにここで着目したいのが、思春期すなわち10代から20歳ぐらいまでのDMFTカーブの急上昇です。思春期に急激にう蝕が増加することは、過去3回の調査に共通していえることです（そして30代では、理由はわかりませんが、う蝕の発生にブレーキがかかり始めるということも、わかります）。

　思春期のう蝕の特徴は、この「う蝕増加のスパートがある」ということのようです。10歳で1本程度だったう蝕が、20〜24歳で8本まで増加するということは大きな問題ですね。

　古典的なう蝕の疫学研究として有名なオーストラリアの養育施設・ホープウッドハウスでの研究では[1]、施設の子どもたちは食生活などよく管理されていたあいだはう蝕も抑制されていたのですが、13歳になって施設を出ると他の子どもたちと同じように急激にう蝕が増加していました。この結果も、思春期のう蝕増加のスパートの存在を想像させますね。

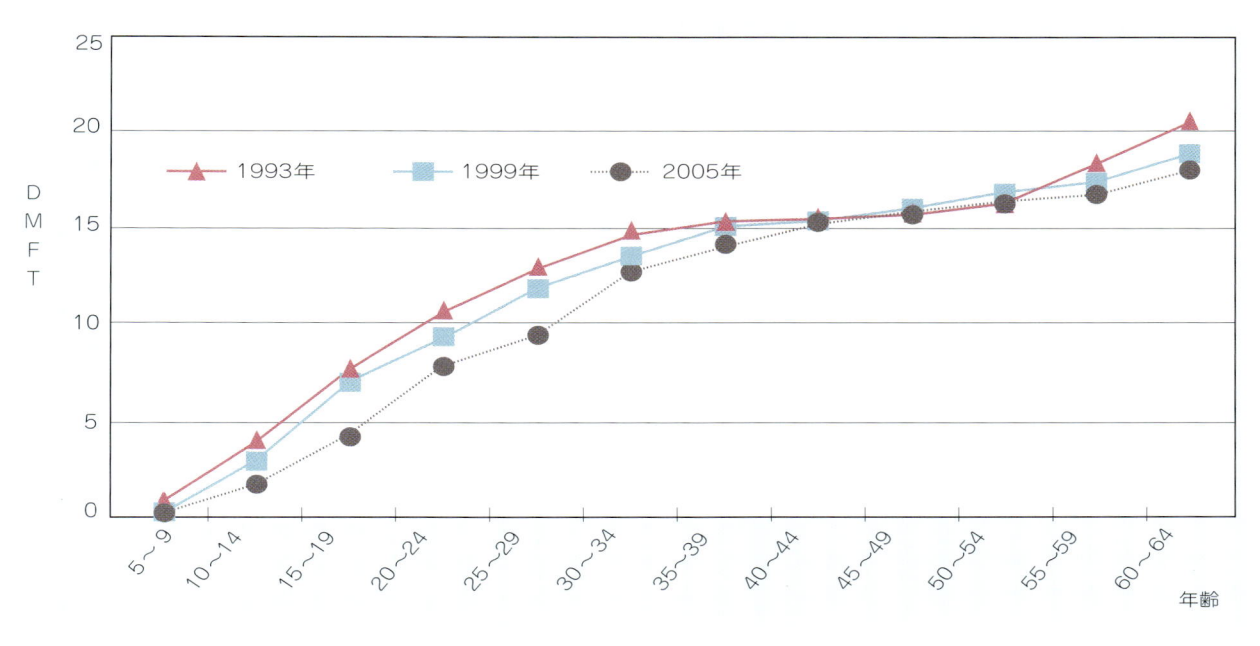

PART 1　ライフステージ別　う蝕について知っていると得する情報

図1　年齢階級別の一人平均う蝕指数（DMFT）の推移（歯科疾患実態調査より）。

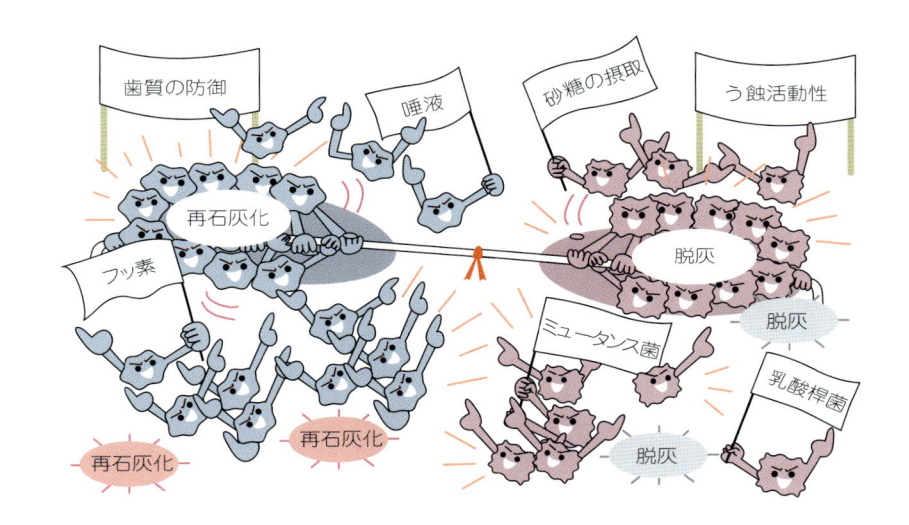

図2　う蝕は「脱灰」と「再石灰化」の要因の綱引きといえます。

思春期の多彩なう蝕要因を考えてみると……

　思春期におけるう蝕増加のスパートの要因は明確ではありません。もしかしたら、これまで受動的に受け入れていた「管理」（たとえば親の管理）から逃れ、自分の価値観にしたがって「自立」することで、保健行動にも大きな変化が起きることが原因かもしれません。これは当然の発達段階と考える必要があるでしょう。その過程の中で、思春期の保健行動は多彩で個人差が大きくなります。ゆえに、それに対応するう蝕の予防プログラムは大変難しいものになることは想像に難くありません。

　とはいえ、う蝕の成り立ちは**図2**ように「脱灰」と「再石灰化」の綱引きであることには変わりはありません。これはLarmas（1986）[2]の宿主のう蝕抵抗性とプラーク細菌の活動性によるう蝕要因論からヒントを得

35

て、「脱灰」と「再石灰化」の要因のどちらが強いかによってう蝕の進行が決定されることを説明しました。

　う蝕が急激に増加する思春期は、「脱灰」が「再石灰化」に勝っているからでしょう。もし、思春期のう蝕の要因が多彩で、それぞれに対応することが難しいのであれば、それらの要因を「脱灰」と「再石灰化」の要因に単純化し、受容できる予防プログラムを提示してあげればよいのではないかと思います。

　「脱灰（う蝕活動性）」の要因は、ブラッシング習慣や食生活によってコントロールできますが、その重要度は菌の種類や菌の量によっても異なります。また「再石灰化（歯質の防御）」の要因は、フッ化物の応用と唾液分泌の促進でコントロールできるでしょう。

　さらに、思春期のもう1つの特徴である「知識や情報への貪欲さ」を考えると、定期的な予防管理に加えて、う蝕原因菌の量、唾液流量や緩衝能をモニタリングし、その情報をもとに患者さんと予防プログラムを一緒に作成するなども、よい方法かもしれません。

■ この情報を臨床に活かしてみよう！

　10歳くらいから20歳くらいまでの思春期にDMF歯が急増する要因についての疫学研究は比較的少なく、う蝕のスパートの原因は明らかではありません。
・学童期と同じく、エナメル質表層がまだ未成熟でう蝕感受性が高いこと
・思春期のあいだに速いスピードでう蝕になる第二大臼歯は、エナメル質の感受性に加えて、プラークが特に付着しやすい

などの要因が考えられます。しかし思春期のう蝕発生の要因は、そのような歯科的な共通要因のほかに、保健行動や生活環境などの背景要因の影響が大きいように思います。したがって、学童期と違って個人的なさまざまの要因を考慮した予防プログラムが必要かと思います。

　患者さんの予防プログラムを考える場合に、その患者さんが現在「脱灰」要因が強い状況にあるのか、あるいは「再石灰化」要因が強い状況にあるのかを診断する必要があります。つまり、う蝕原因菌のレベルや唾液の流量、緩衝能力などのう蝕リスク検査が有効かと思います。それらの結果によって日常的な保健行動を把握し、その患者さんに適した予防プログラムを処方するようにしましょう。

臨床応用のヒント

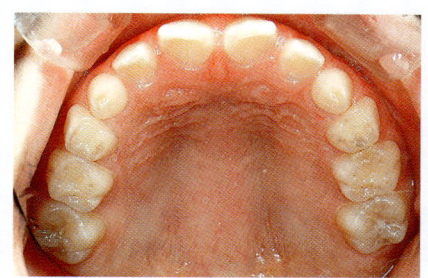

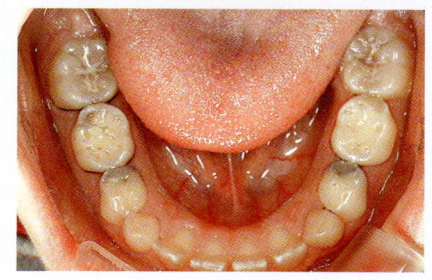

図3a　9歳女児。乳歯う蝕（特に下顎Dの隣接面う蝕）を主訴に来院。治療後予防管理を行いました。う蝕リスクの高い患者さんだと思われます。

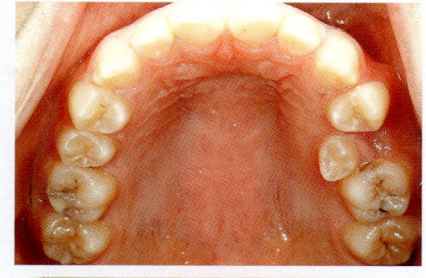

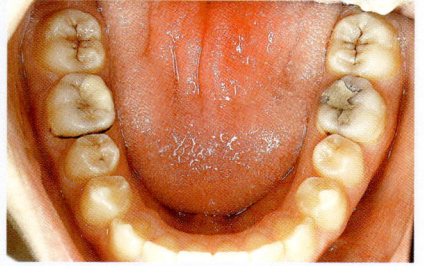

図3b　13歳時の写真です。11歳から来院が中断しました。下顎左右側第一大臼歯に進行性う蝕が認められ、第二大臼歯も脱灰しています。

写真は、大阪市開業：文元基宝先生ののご厚意による。

■ まとめ　これだけは覚えておこう！

- 思春期つまり10代から20代にかけてう蝕が急に増加する傾向があります。
- 思春期は、「管理」を嫌い「自立」する発達段階にあることから、それぞれの価値観に対応した予防プログラムが必要です。
- 患者さんと情報を共有することが重要。脱灰と再石灰化の要因をよくモニタリングし、その情報に基づいた予防プログラムを、患者さんと一緒に作成するのもよいでしょう。

■ 参考文献

参考文献1　「ホープウッドスタディ」として有名な疫学研究です。糖類の摂取が厳しく管理されているあいだはう蝕は抑制されますが、自由に摂取するようになるとう蝕が増加する、ということを示した研究です。
Marthalar T. Epidemiological and clinical dental findings in relation to intake of carbohydrates. Caries Res 1967; 1: 222-238.

参考文献2　う蝕病因論をう蝕に対する感受性とプラーク細菌の活動性の2つの要因で説明し、簡単なう蝕リスク要因テストの重要性を解説した論文です。
Larmas M. Simple tests for caries susceptibility. Int Dent J 1985; 12: 109-117.

知ってて得した！ う蝕予防に活かせるエビデンス

7 思春期の患者さんにう蝕を作らせないポイントを教えてください

このテーマの解説は……

鶴本明久先生
鶴見大学歯学部地域歯科保健学教室・教授

■ 現在わかっていること／現在の考え方

継続的なケアがポイント

思春期のう蝕の特徴は、第二大臼歯など小学校の後半に萌出した歯に速いスピードでう蝕が発生し、結果として DMF 歯数が顕著に増加することと、影響するう蝕リスク要因が複雑であることです。はたして思春期の有効なう蝕予防のポイントとは何でしょう？

図1 は新潟のある町で行われたフッ化物洗口方法の継続的なう蝕予防効果を調べた追跡調査[1]で、成人式に出席した 20 歳の 78 名を、保育園・小学校・中学校の全学年をとおしてフッ化物洗口を行った群（完全実施群）と、保育園・小学校・中学校の一部の学年でフッ化物洗口を行った群（不完全実施群）に分類し、DMF 歯面数を比較した結果です。歯科疾患実態調査（1995 年）での 20 〜 24 歳の DMFT が 7.97 ですから、歯面数で見た不完全実施群 DMFS の 7.35 でも低い値だと思いますが、完全実施群の 3.75 はすばらしい結果だと思います。保育園から中学までのフッ化物応用の効果が 20 歳までも持続するということがわかります。

図2 は、同じ地域で行った同様の調査で、フッ化物洗口のみの群（F 群）と、フッ化物洗口に加えてフィッシャーシーラントを行った群（F ＋ FS 群）の、20 歳時（成人式）のう蝕有病状況の比較です[2]。DMFT でみると、F 群が 2.20、F ＋ FS 群が 1.43 です。図1、2 の結果は、う蝕予防プログラムは途切れることなく幼児期から思春期まで継続しなければ効果が低いということと、幼児期からの継続的なフッ化物応用やフィッシャーシーラントが、成人の健康な歯の保持に貢献するということを示しています。

これらからわかることは、思春期のう蝕予防のポイントは、学童期、思

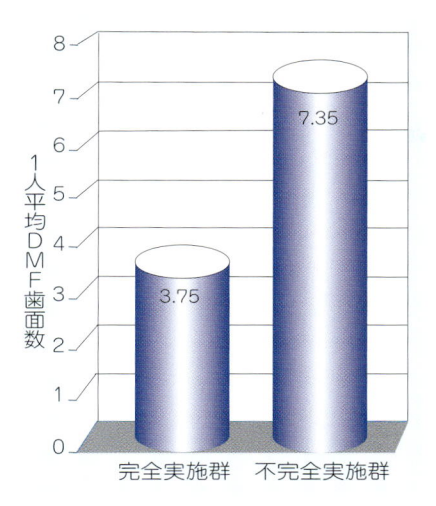

PART 1　ライフステージ別　う蝕について知っていると得する情報

図1 20歳成人式時の、フッ化物洗口経験別の1人平均DMF歯面数の比較[1]。
完全実施群：保育園、小・中学校すべてでフッ化物洗口を経験
不完全実施群：保育園、小・中学校の一部で経験

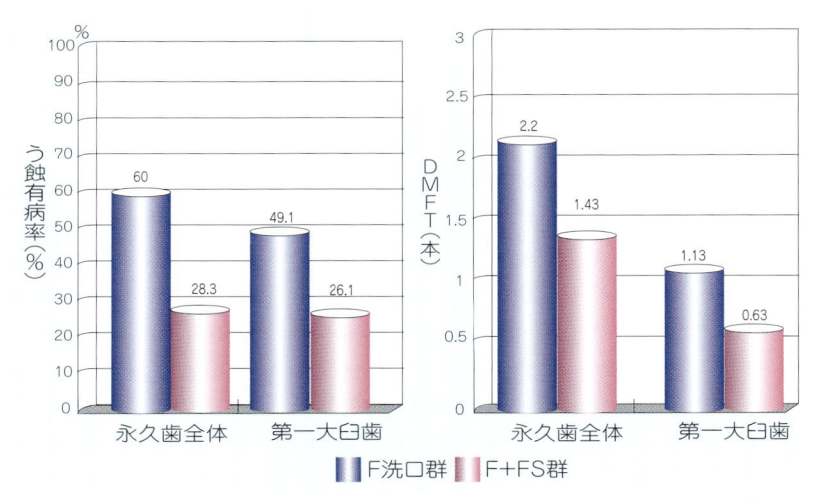

図2 20歳時点でのう蝕予防プログラムの差によるう蝕有病状況の比較[2]。
F洗口群：フッ化物洗口プログラムのみ
F＋FS群：フッ化物洗口とシーラントプログラム

春期を通じての一貫した予防プログラムの継続が重要だということのようです。

それにしても、**図1**や**図2**の長期にわたる追跡調査の結果は大変説得力を持つものです。今後は、明確な研究デザインに基づいて、同じ集団を長期に追跡する研究（コホート研究）の重要性が増してくるでしょう。

思春期のモチベーション維持は難しい

予防プログラムを一貫して継続させるためには、患者さんがその予防プログラムを受け入れ継続していく、つまりモチベーションを維持することが重要になります。しかし思春期は、モチベーションを維持し続けることが難しい時期でもあります。思春期とは、どういう時期なのでしょうか？

エリクソンは[3]、『人間のそれぞれの発達段階で現れる心理的な葛藤があり、それを克服することで各発達段階の「強さ」を獲得する』と説明しています。思春期においては、自分とは何かというアイデンティへの感情が肯定的・否定的のどちらにも揺れますが、『その克服のなかで自立的に適切な行動を獲得することになる』と説明しています。難しい表現ですが、思春期では自分の価値観が優先されるために、単純に「大事で有用なこと」だから受け入れることができるわけではない、ということです。実際にはまだ「管理・受動」されつつも、自己の価値観を優先しようとする「自立・反発」との葛藤が思春期にはあるのです。その葛藤の中で、大事だと考えられる保健行動を継続するためにモチベーションを維持し続けることは、大変難しいと考えられます（**図3**）。

とはいえ、思春期に獲得された行動は自己の価値観によって選ばれ決定されたものですから、予防プログラムが患者さんに選択されたのであれば、比較的長期に持続する可能性があるとも考えられます。いずれにしても思春期の患者さんへのモチベーションでは、行動科学に対する知識とコミュニケーションスキルが不可欠な道具となります。

39

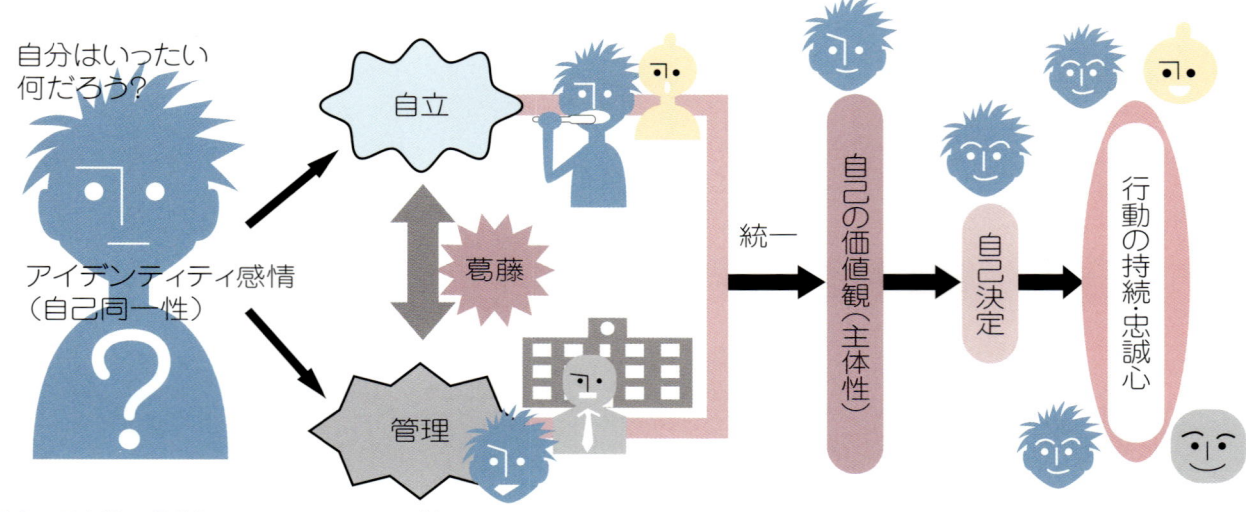

図3 思春期の行動とモチベーションの関係。

■ この情報を臨床に活かしてみよう！

　就学前から始まった予防的管理を思春期においても継続することの重要性と効果の持続性を示しましたが、実際の予防方法としてはフッ化物やフィッシャーシーラントの応用になるようです。思春期における予防管理の継続はさほど容易ではありませんが、基本的にセルフケアとプロフェショナルケアを明確に位置づけ、具体的な予防管理プログラムを個人に対応して作成する必要がありそうです。

　Cochraneのレビューでは[4]、フッ化物の複合的な局所応用（フッ化物配合歯磨剤とフッ化物洗口の応用など）の効果についてのエビデンスはないとされていますが、定期的な予防的ケアが定着していないわが国の現状では、セルフケアとしてのフッ化物配合歯磨剤の使用を確実にして、プロフェショナルケアを導入すべきでしょう（**図4～6**）。

　定期的な受診にしてもセルフケアの定着にしても、思春期でのモチベーションは難しいようですが、この時期の心理的な特徴に配慮することにより永続的な保健行動が獲得されるかもしれません。まさにヘルスプロモーションの実践が有効な時期のようです。

■ まとめ　これだけは覚えておこう！

・学童期から思春期にかけて実践したフィッシャーシーラントやフッ化物を応用した予防プログラムの効果は、成人期まで継続します。

・思春期は、発達段階での「管理」と「自立」という葛藤の中でとても不安定な状態にあり、予防プログラムの継続やモチベーションの維持は大変難しいと考えられます。

・コミュニケーションを大切にし、主体的に受容されるセルフケアとプロフェッショナルケアを上手に組み合わせましょう。

PART 1　ライフステージ別　う蝕について知っていると得する情報

臨床応用のヒント

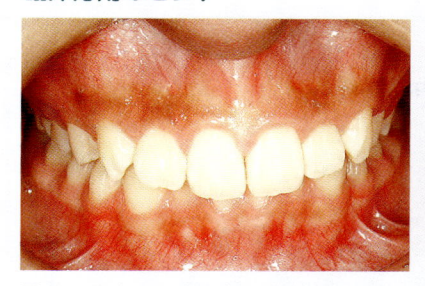

図4　現在15歳男性。幼少期より定期健診とフッ化物応用を実践しています。

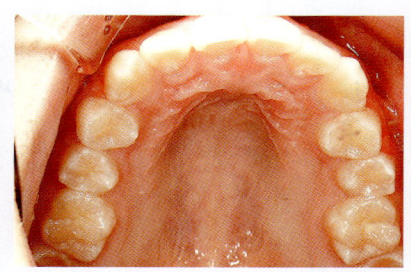

図5　思春期を迎えてもカリエスフリーを達成。今までう蝕を経験していません。咬合面はシーラント処置、フッ化物塗布のプロフェッショナルケアを継続しています。

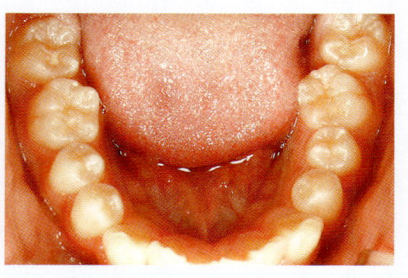

図6　セルフケアがしっかりと定着しているようすがわかります。

写真は、大阪市市開業：文元基宝先生のご厚意による。

■参考文献

参考文献1　保育園、小学校、中学校と、継続してフッ化物洗口プログラムを実施している地域でのう蝕抑制効果を、20歳の成人式で行った歯科検診で調べた追跡調査です。
出口知也，他．小児期にフッ化物洗口を実施した20歳成人におけるう蝕予防効果．口腔衛生会誌 2005; 55: 120.（会議録）

参考文献2　フッ化物洗口プログラムのみと、それに予防填塞を加えた場合の、う蝕抑制効果の持続性を評価した研究です。
中村文，他．フッ化物洗口プログラムをベースとした選択的シーラント応用の20歳成人におけるう蝕予防効果．口腔衛生会誌 2006; 56: 520.（会議録）

参考文献3　ライフサイクルの各発達段階の課題について解説されています。特に、エリクソンのライフサイクル論は、行動の動機を考えるうえで有用な情報です。
河村誠．人の一生の行動．In: 高江洲義矩（編）．保健医療におけるコミュニケーション・行動科学．東京：医歯薬出版，2002; 134-149.

参考文献4　Cochran LibraryのOral Health Groupのレビューが、日本語に翻訳され、Minds医療情報サービスに掲載されています。なお、Mindsを見るには登録（無料）が必要です。
Cochrane Database of Systematic Reviews 2004：小児と年少者のう蝕予防におけるフッ化物局所応用（フッ素歯面塗布と歯磨剤、洗口剤、ゲル、バーニッシュ）の複合応用と単独応用の比較．
https://minds.jcqhc.or.jp/lo/jmed/jm_medinfo.aspx

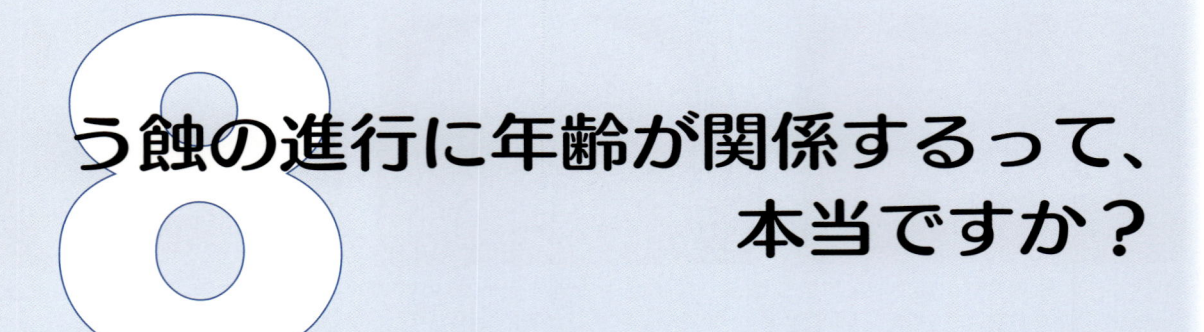

8 う蝕の進行に年齢が関係するって、本当ですか？

このテーマの解説は……

岸　光男先生
岩手医科大学歯学部口腔医学講座予防歯科学分野・教授

■ 現在わかっていること／現在の考え方

歯は年齢とともに強くなる？

　う蝕の初発は歯のいちばん表面のエナメル質が脱灰することで起こります。エナメル質の主成分は無機リン酸塩とカルシウムという2つのミネラルの結晶です（ハイドロキシアパタイトとよばれています）。このミネラルが結晶から溶け出すことを脱灰といいます。また、脱灰したところに再びそれらミネラルが沈着することを再石灰化といいます。この再石灰化により、初期う蝕病巣にミネラルが再沈着して、溶けてもろくなりかかった歯を自然修復するのです。

　図1は、脱灰と再石灰化のバランスと歯のミネラル量との関係を示した模式図です[1]。**図1の左側**は、バランスが脱灰方向に傾いている例です。ミネラルが入ってくる量よりも出て行く量の方が多いため、エナメル質のミネラルは徐々に失われ、最終的にう窩ができてしまいます。それに対して**図1の右側**はバランスが再石灰化方向に傾いている例です。はじめは初期う蝕の状態で健全歯質よりミネラル量が少ないのですが、その後、再石灰化によってミネラルが増えていきます。途中で脱灰もしていますが、それよりも入ってくるミネラル（再石灰化）量の方が多いので、最終的にはミネラル量は元の状態まで修復されます。

　このようなミネラルの出入りは実は健全歯質でも起こっているのです（**図2**）。健全に見える歯面でも、ミクロの世界ではミネラルが絶え間なく出入りしており、それがあるとき再沈着が間に合わないほど急速にミネラルの溶出（脱灰）が進むとう蝕になります。これが**図2の下の方に書かれた赤いライン**です。これは萌出直後の結晶性の低い歯に起きやすく、ゆえ

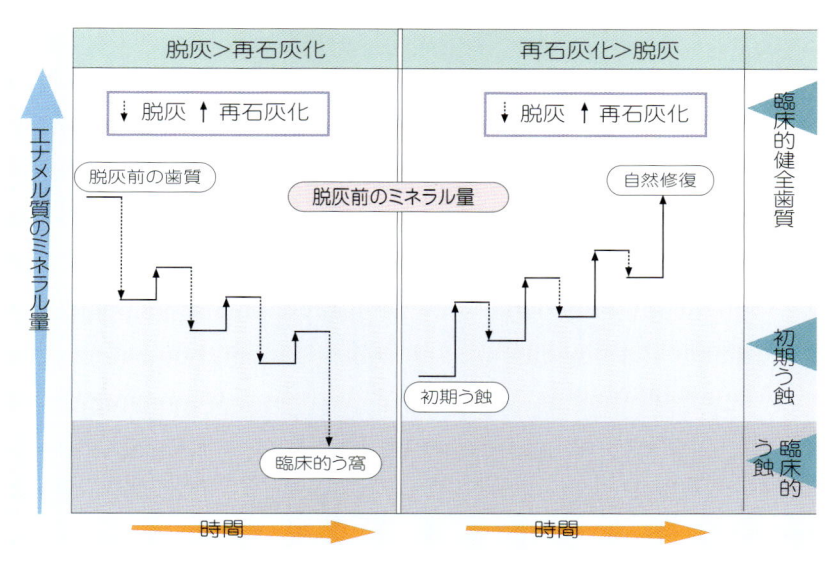

図1 脱灰−再石灰化のバランスとエナメル質のミネラル量（参考文献1より引用改変）。

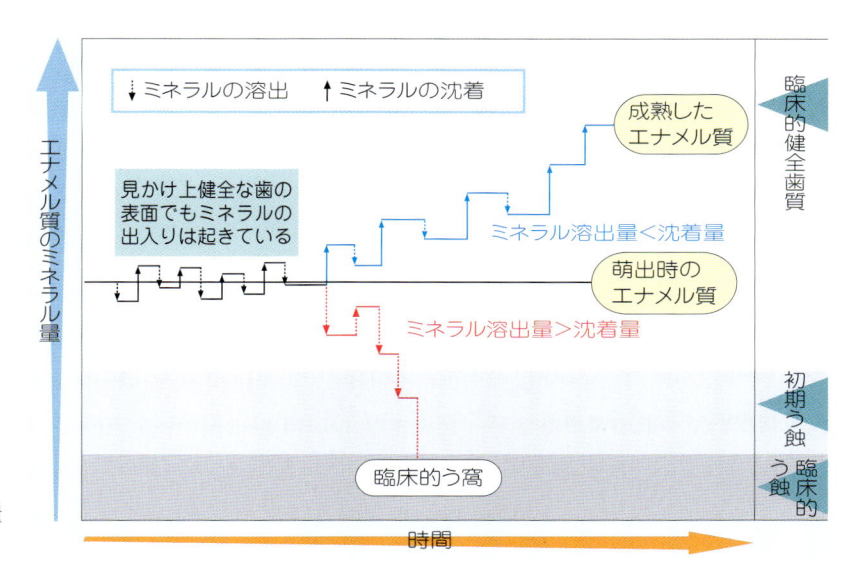

図2 萌出時からのエナメル質ミネラル量の変化。

に萌出したての歯はう蝕感受性が高いのです。そしてその時期にう窩を発生させないで乗り切ると、唾液との接触などにより歯は徐々にミネラルを蓄え、数年後には萌出直後よりもミネラルの多い、丈夫な歯となります[2]。これが歯の成熟と呼ばれる現象です（**図2の青のライン**）。

でも大人の方がう蝕は多いと思うけれど…

図3は歯科疾患実態調査（平成17年）の年齢別平均う歯数（1人平均DMFT）を表したものです[3]。年齢に伴って1人平均DMFT数は増加していることがわかります。これでは歯は「年齢に伴ってう蝕になりにくくなる」ということと矛盾しているかのようです。でも実は矛盾していません。DMFTというのはう蝕経験のことで、「そのときできた」ことではないからです。この統計では、一度でもう蝕になったことのある歯は、それ

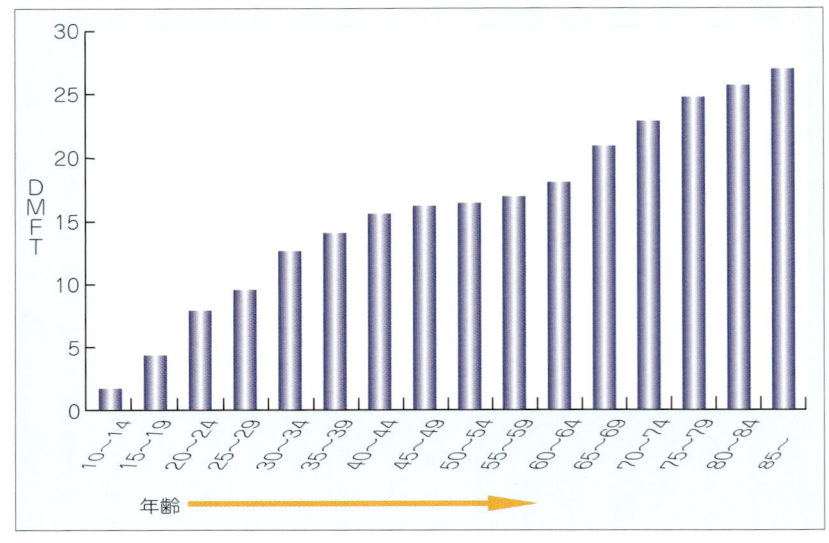

知ってて得した！　う蝕予防に活かせるエビデンス

図3 年齢に伴う1人平均DMFTの変化（平成17年歯科疾患実態調査）。

が現在口腔内で未処置のまま（DT）でも、充填されていても（FT）、あるいはう蝕によって抜去されてしまっていても（MT）、すべてDMFT（う歯）として集計されています。ですから見かけ上は年齢とともにう蝕は増えます。このように、臨床的う蝕（う窩）は、一度生じてしまうと一生涯う蝕経験歯として扱われることになるのです。

大人になればう蝕はできない？

成人になってう蝕が初発するリスクは子どものときと比べてとても低いことは事実です。これは、歯が丈夫になることと同時に、う蝕病原性細菌（ミュータンスレンサ球菌）の口腔への定着状況が成人までにはほぼ安定すると考えられるからです。う蝕発生のリスクは通常、「歯・宿主の要因」、「微生物要因」、「食事要因」、「時間要因」に分けて考えますが、「歯・宿主の要因」は成人までに強化され、「微生物要因」はほぼ安定するので、子どもの頃にう蝕にならなかった歯が大人になって急にう蝕になるといったことはまず起こらないわけです。ただ「食事要因」と「時間要因」もありますから、成人でも急に食生活や生活リズムが変わったりすれば、う蝕への危険性は増します（**図4**）。

■ この情報を臨床に活かしてみよう！

大人になればう蝕になりにくいということは、う蝕になりやすい子どもの時期を乗り切れば、その後はある程度安心できると言うことになります。例えば、洗口などのフッ化物応用を患者さんに勧める場合、具体的な応用期間を示す根拠となるでしょう。

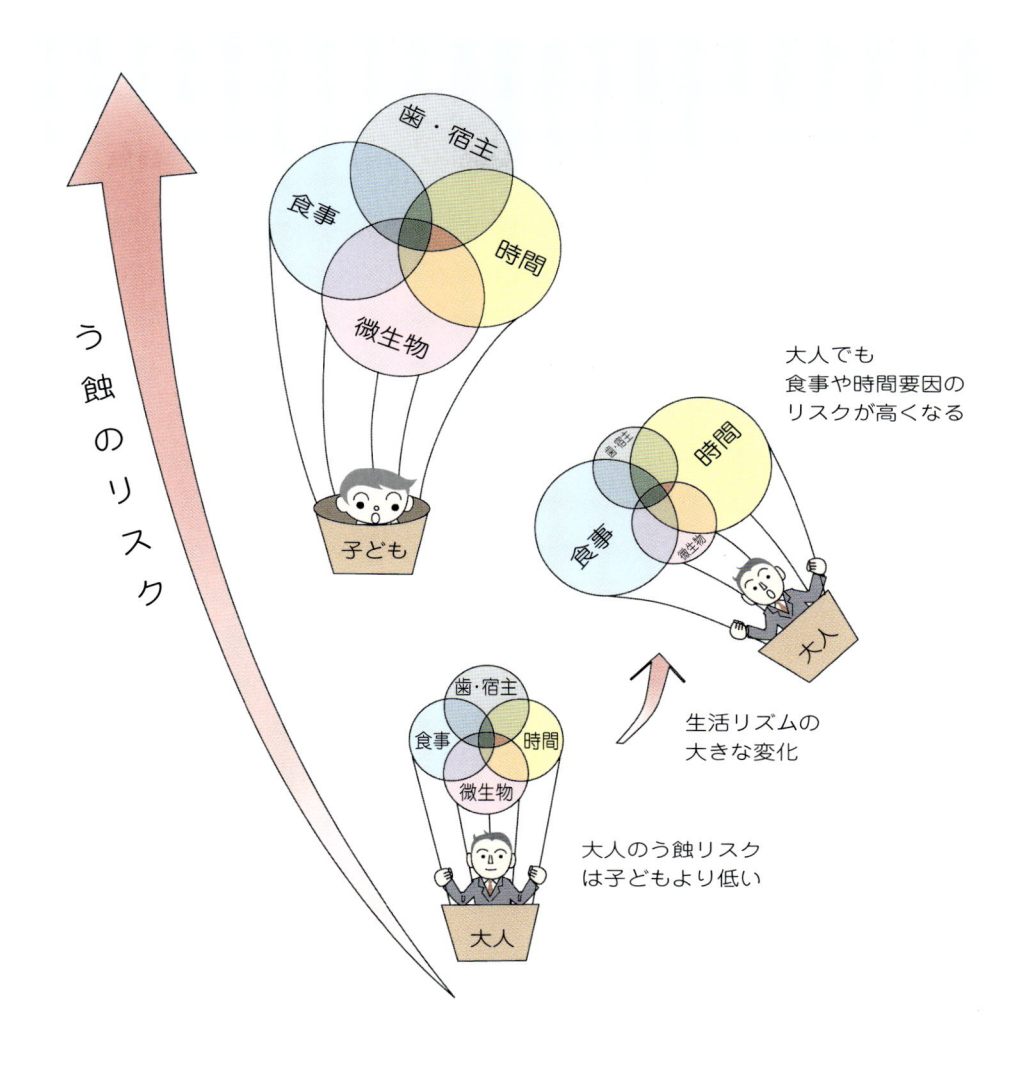

PART 1　ライフステージ別　う蝕について知っていると得する情報

図4 う蝕の発生要因（Keyesの輪）。年齢や生活によってリスクのバランスが変わる。

　通常は第二大臼歯が最後に萌出しますから、その歯が成熟する頃には、第三大臼歯を除くすべての歯が成熟を終えていることになります。歯の成熟程度にはもちろん個人差がありますが、う蝕リスクがもっとも高い萌出2〜3年後をう蝕予防に力を入れる期間の目安にすればよいでしょう。「少なくとも中学校卒業くらいまでがんばりましょう」というように、期間としてのゴールを設定することで、患者さんのモチベーションによい影響を与えることができるでしょう。

　一方、成人でも、食事要因、時間要因に関わるう蝕のリスクは生活環境の変化によって大きく変わります。ですから、就職、転勤、結婚、出産などといった人生の大きなイベントがあったときには、成人でもう蝕発生に注意する必要があります。また、禁煙という本来なら好ましい保健行動をとった場合に、その代償行為としてアメやガムの摂取頻度が極端に高くなり、う蝕が多発してしまったというような例もあります。成人では、すでにある程度成熟している「歯・宿主の要因」をより強化することは難しいので、口腔保健習慣や食習慣の変化をまめにチェックして、それらの部分でリスクが大きくならないよう適切に指導することが大切です。

45

■ まとめ　これだけは覚えておこう！

- 歯の丈夫さは、おおむね含まれるミネラルの量で決まります。
- 臨床的う蝕（う窩の形成）にさえならなければ、歯は成熟によって徐々に丈夫になっていきます。
- 大人ではう蝕の「歯・宿主の要因」は小さくなります。でもその他の要因からの影響は無視できません。
- 生活環境が大きく変わったときは、大人でもう蝕に注意しましょう。

■ 参考文献

参考文献1　歯の脱灰と再石灰化についてのていねいなレビューです。
Aoba T. Solubility properties of human tooth mineraland pathogenesis of dental caries. Oral Diseases 2004; 10: 249-257.

参考文献2　歯およびう蝕の組織学について詳細に述べられています。
須賀昭一（編）．図説齲蝕学．東京：医歯薬出版，1990．

参考文献3　わが国の歯科保健資料の代表です。
歯科疾患実態調査報告解析検討委員会（編）．解説　平成17年歯科疾患実態調査．東京：口腔保健協会，2007．

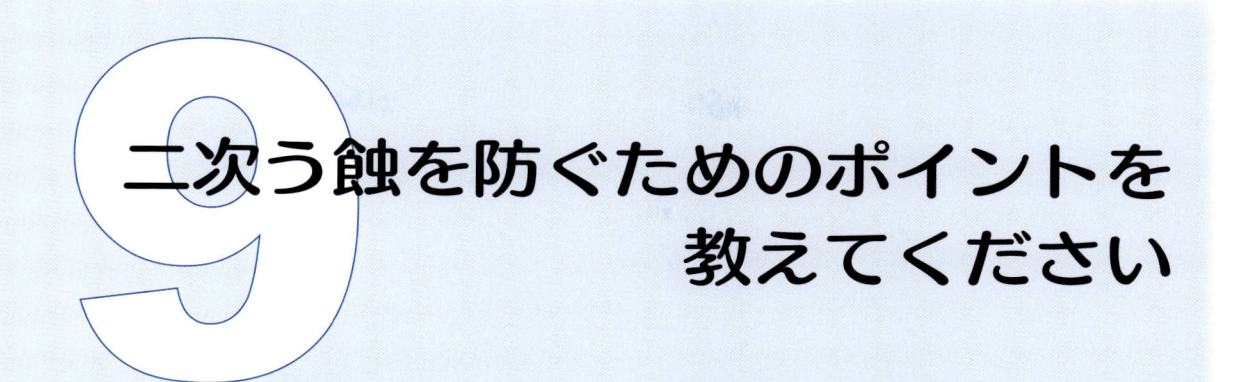

9 二次う蝕を防ぐためのポイントを教えてください

このテーマの解説は……

岸　光男先生
岩手医科大学歯学部口腔医学講座予防歯科学分野・教授

■ 現在わかっていること／現在の考え方

二次う蝕とはどんなう蝕？

　二次う蝕は、修復物と残存歯質との境目に生じるう蝕のことです。初発のう蝕は歯があれば誰にでも起こりえますが、二次う蝕は修復した歯がなければ起こりません。二次う蝕は充填物周囲に生じる辺縁性のものと、感染歯質の残留によって窩底に生じる再発性う蝕に分けて考えられています。しかしこれまでの研究から、頻度、進行程度とも辺縁性の二次う蝕の方が高いことがわかっています。また、二次う蝕は原発部分が歯の表面ではなく、切削されたエナメル質や象牙質であることから、初発のう蝕に比べ進行が速いことも知られています[1]。

二次う蝕が起こる原因は？

　二次う蝕といっても、う蝕には変わりありません。初発に関するう蝕発症要因がそのまま当てはまります。
　修復歯面の「歯・宿主の要因」は、健全歯面に比べハイリスクです。修復材料の金属やレジンは歯と異なる材質なので、その境目に細菌が侵入しやすい環境だからです。接着性材料を用いた場合にも歯面と充填物の間に微少漏洩（マイクロリーケージ）と呼ばれるわずかな空隙が生じ、そこにう蝕病原性細菌が侵入する可能性があります。これは二次う蝕の原因の1つと考えられています。
　「微生物要因」もまたハイリスクといえます。充填物の辺縁破折が起こると、歯質と修復物の間に段差や空隙が生じます。それはプラークが堆積する形態的要因になります。また、コンポジットレジンの表面にはエナメル質表面よりもプラークが付着しやすいことが報告されています[2]。

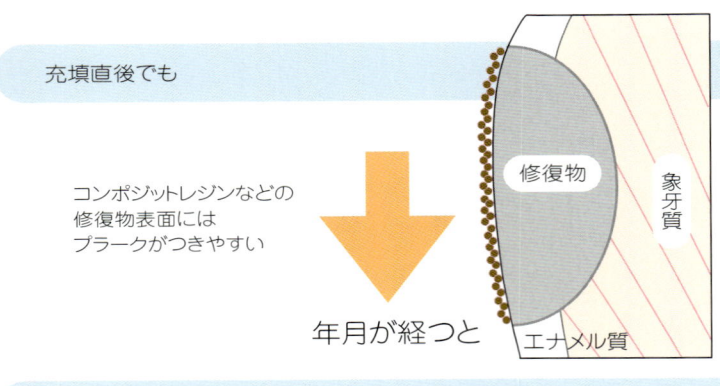

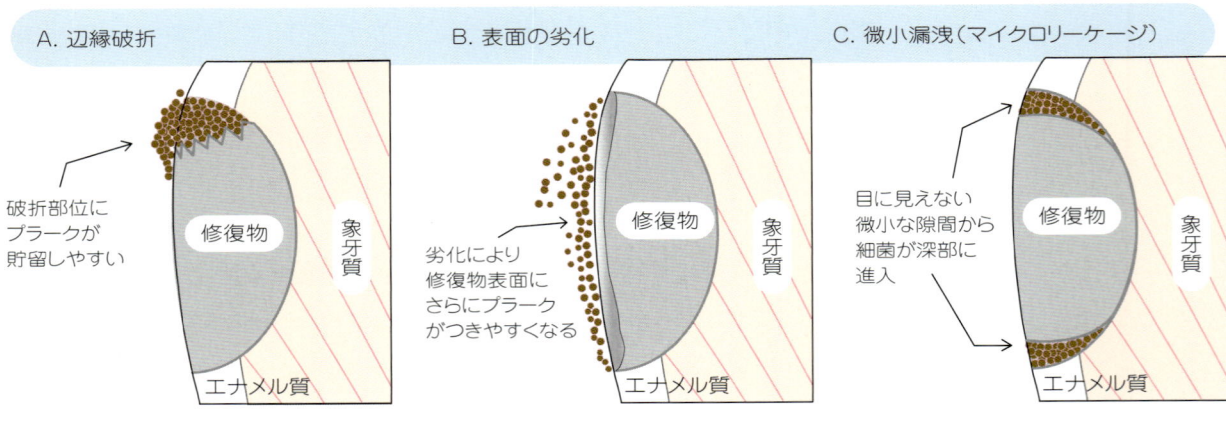

知ってて得した！　う蝕予防に活かせるエビデンス

図1　二次う蝕ができるまでのイメージ。

さらに「時間的要因」ですが、通常の歯面は年齢が上がるにつれて歯が成熟し（「う蝕の進行に年齢が関係するって、本当ですか？」参照）う蝕になりにくくなるのに対し、修復歯面は修復・合着材料の劣化により充填直後よりも経年的にう蝕に対するリスクが高くなると考えられます（**図1**）。

修復物の耐久年数はどのくらい？

二次う蝕は再修復の主要な原因の1つです。ノルウエーの一般歯科医師を対象に行われた報告書調査では、充填から再修復までのいわゆる修復物の耐久年数は、平均するとアマルガムで10年、コンポジットレジンで8年、グラスアイオノマーセメントで3年と報告されています[3]。現在、わが国ではアマルガムを修復に用いる頻度は減り、コンポジットレジン修復がう蝕治療の主流となりつつあります[4,5]。レジン系修復材料の進歩は日進月歩で、最近では抗菌性やフッ化物徐放性の材料も多く開発されています。その結果、表面の細菌付着性や接着性が改善され、現在のコンポジットレジン系修復物の耐久年数はもっと長くなっていることが期待されます。でも二次う蝕になる歯は何年も前に治療を受けた歯ですから、現在の材料の性能がそのまま反映されているわけではないことに注意が必要です。

図2 修復歯の国際比較。

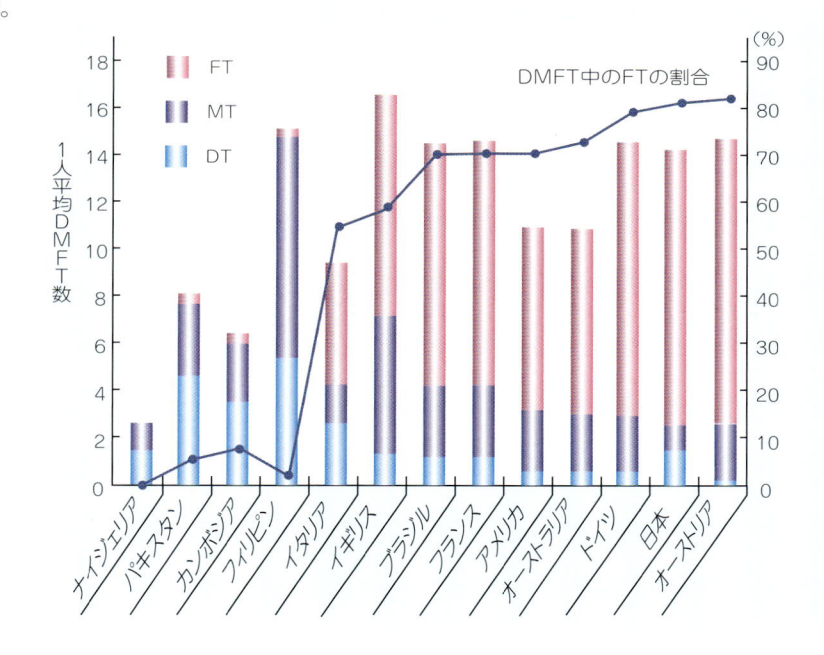

二次う蝕はどのくらいの頻度で生じるの？

　二次う蝕の発生をエックス線検査で調査した研究では、修復物の破折がある場合には14％、破折のない修復物でも5％に二次う蝕が見られたと報告されています（全体では6％の発生率）[6]。二次う蝕は修復物がなければ起こりませんから、そのような割合と同時に分母となる修復歯の数を考慮しなければなりません。

　WHO グローバルデータベース[7]のう蝕関連の国際指標の1つに、35〜44歳のDMFTがあります。このデータから作図したのが**図2**です。調査年にじゃっかんの違いはありますが、日本は国際比較でFTがかなり多い方に属することがわかります（2005年度では、FTは11.7で、DMFT中のFTの割合は82.4％です）。仮に1人平均FT数に、先に示した研究同様の6％の割合で二次う蝕があるとすれば、この年台では1人平均0.7本の二次う蝕を持っていることになります。ですから、修復歯の多い日本人にとって、二次う蝕の予防は歯科保健上の重要な課題と言えます。

■ この情報を臨床に活かしてみよう！

　二次う蝕のリスクには、一般的なう蝕のリスク因子のほか、
　　①修復物の破折あるいは不適合
　　②修復物の劣化（修復してからの時間経過）
が大きなリスク因子となります。

　①のリスクについては、日々行っているプラークの染め出しが判定材料になるかもしれません。修復物と歯質に間隙が生じている場合、明らかな辺縁破折が認められない場合でも、**図3**のように、プラーク染色液を塗るとはっきりとわかる場合があります。このような場合では、二次う蝕のリ

臨床応用のヒント

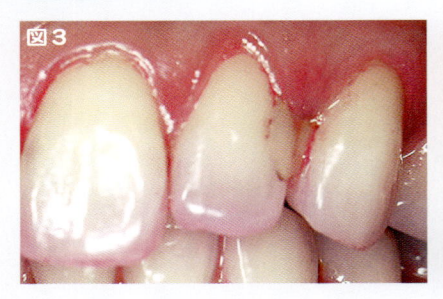

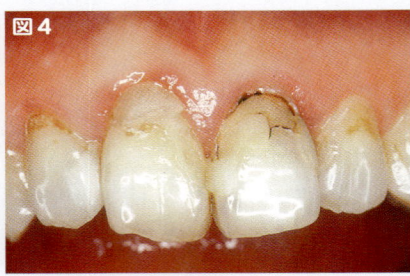

図3 赤く染め出されたコンポジットレジン修復のマージン。二次う蝕へのリスクが高いことが予想されます。

図4 歯頸部にできた二次う蝕。明らかな実質欠損が認められます。

スクが高いので、図4のような明らかな二次う蝕になる前に、患者や歯科医師と再治療を検討することも必要でしょう。二次う蝕は進行が速いので、早期の再治療も重要な予防手段です。

②のリスクについては、自分の歯科医院で充填した歯に対しては診療記録を継続的に見直すことで把握できます。他院で修復された歯の場合、劣化が疑われる修復については問診で可能な限り修復時期を把握すべきでしょう。はじめて充填してから現在までの年数が、先述した修復物の平均的耐久年数（アマルガム10年、コンポジットレジン8年）を超えているかどうかも、二次う蝕へのリスクを判断する1つの材料になるでしょう。

歯面に修復物があるかぎり二次う蝕のリスクはゼロにはなりません。マージン部にプラークが堆積しないよう、とくにプラークが付着しやすい部位にマージンが存在している場合には、その部位を意識した清掃指導をすべきでしょう。また二次う蝕に限ったフッ化物応用の効果を疫学的に調査した報告はありませんが、二次う蝕もう蝕の1つですから、フッ化物塗布やフッ化物洗口が二次う蝕発症予防に効果があると考えてよいでしょう。

■ まとめ　これだけは覚えておこう！

・二次う蝕のリスクは修復からの時間が経過するとともに増加します。

・コンポジットレジン系修復材の表面は修復直後からプラークがつきやすく、経年劣化によりさらにそれが助長されます。

・日本人は修復歯を多く持っているので、二次う蝕のリスクも高いことになります。

・二次う蝕の予防には修復物の破折や不適合の早期発見が大切です。それには歯科衛生士も寄与できるかもしれません。

・二次う蝕のリスクが高いと考えられる修復歯には、そこに焦点を絞った清掃指導やフッ化物応用を行いましょう。

■参考文献

参考文献1 歯学部学生向けの教科書ですが、再石灰化療法など、最新の知見が記載されています。もちろん、二次う蝕についての情報も豊富です。
田上順次，千田彰，奈良陽一郎，桃井保子（監修）．保存修復学21．東京：永末書店，2006．

参考文献2 ヒトの口腔内でのプラーク形成を、レジンとエナメル質表面で比較した実験の報告です。
Konishi N, Torii Y, Kurosaki A, Takatsuka T, Itota T, Yoshiyama M. Confocal laser scanning microscopic analysis of early plaque formed on resin composite and human enamel. J Oral Rehabil 2003; 30: 790-795.

参考文献3 開業医に対してアンケート調査を行い、一般歯科診療による修復物の平均的耐久年数を調べた研究です。
Mjör I, Dahi JE, Moorhead JE. Age of teeth in general dental practice. Acta Odontol Scand 2000; 58: 97-101.

参考文献4 歯科医師が修復物を選択する際の根拠を提示しようとしたレビューです。でも最終的には歯科医師の選択基準は「好み」であるとか、「新しい修復材料の信頼性は過大評価してはならない」とか、結構スパイスの効いた内容になっています。
NHS CRD. Dental restoration: what type of filling? Eff Health Care 1999; 5: 1-12.

参考文献5 修復物選択の根拠についてのコクランレビューを概説しています。
Kishi M, Aizawa F. Conservative Dentistry (2006). Bull Kanagawa Dent Coll 2006; 34: 53-56.

参考文献6 二次う蝕と修復物の破折に焦点を当てた論文ですが、エックス線検査を用いた精密な二次う蝕に対する疫学調査としてのデータもとても貴重です。
Hewlett ER, Atchison KA, White SC, Flack V. Radiographic secondary caries prevalence in teeth with clinically defective restorations. J Dent Res 1993; 72: 1604-1608.

参考文献7 WHOの歯科保健関連のデータバンクインデックスページです。歯科保健関係者であれば、英語が不得意でも十分理解できますから、いろいろ活用してみてください。
http://www.whocollab.od.mah.se/

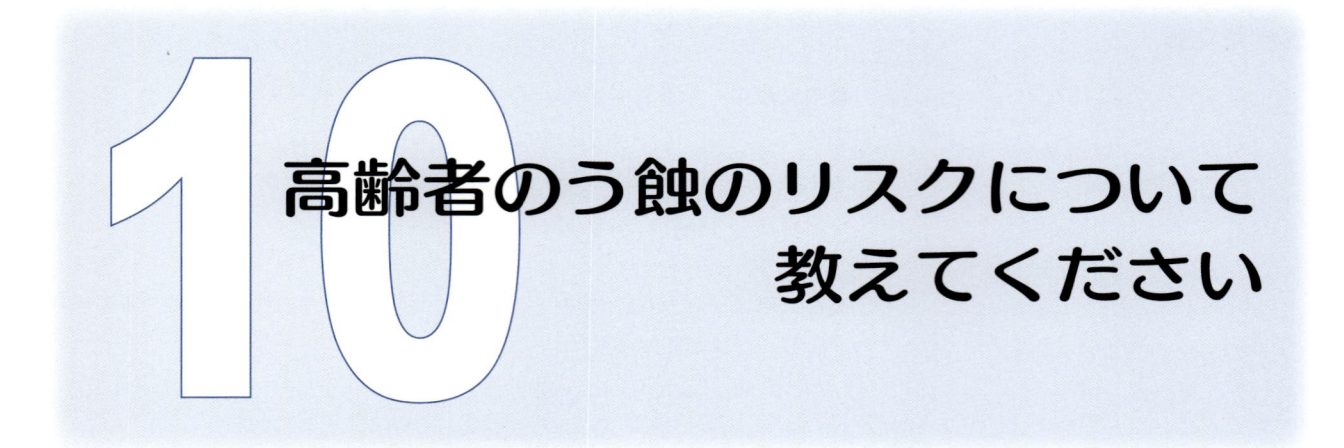

知ってて得した！　う蝕予防に活かせるエビデンス

10 高齢者のう蝕のリスクについて教えてください

このテーマの解説は……

岸　光男先生
岩手医科大学歯学部口腔医学講座予防歯科学分野・教授

■ 現在わかっていること／現在の考え方

高齢者の口腔の特徴は？

高齢者の口腔には一般に次のような特徴があります。
　①唾液分泌量の減少
　②歯の喪失による歯列形態の複雑化：隣在歯・対合歯の喪失による歯の移動・傾斜、義歯装着による形態の複雑化など
　③歯肉退縮による根面の露出、大きな歯間空隙の出現
さらに、脳血管疾患の後遺症を持つ高齢者などになると
　④麻痺による咀嚼筋の弛緩、機能低下
　⑤痛覚閾値の上昇
などが現れます。

　①〜④は口腔の自浄作用が低下したり、セルフケアが困難となったりする要因です。
　また⑤は、痛みを感じることによる疾病への警告が弱くなることを意味します。さらに、根面の露出は新たなう蝕好発部位が口腔内に出現することを意味します。これらが相まって、高齢者のう蝕のリスクを大きくしているのです。

根面う蝕の特徴は？

　高齢者に特徴的なう蝕である根面う蝕は、歯肉退縮により露出した根面に発症します。露出根面には歯冠部の最表層を構成しているエナメル質がありません。結合組織であるセメント質に薄く覆われただけで、象牙質がほぼむき出しの状態で口腔内環境にさらされている状態といえます[1]。
　図1をみると、両者の進行の違いがわかると思います。

歯冠部エナメル質初期う蝕

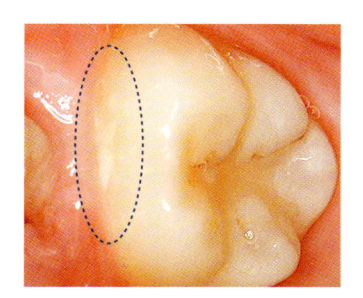

歯冠部エナメル質の初期う蝕の臨床例。

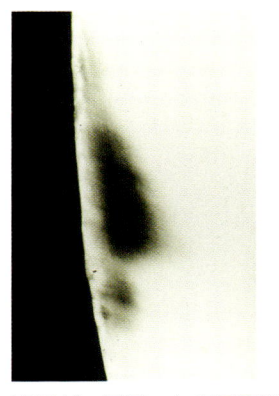

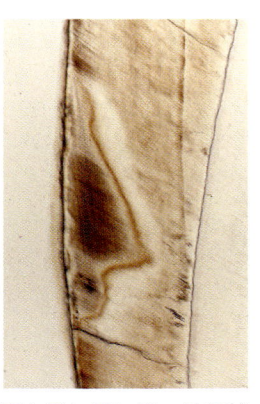

表層が一層残った表層下脱灰を呈している。この状態からは自然修復が期待できる（右：非脱灰研磨標本、左：同部位のコンタクトマイクロラジオグラフ像）。

根面象牙質う蝕

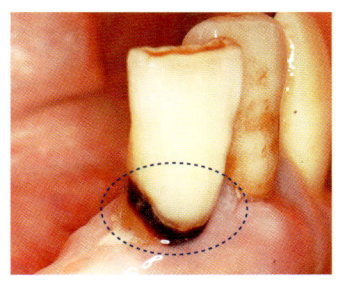

根面象牙質のう蝕の臨床例。

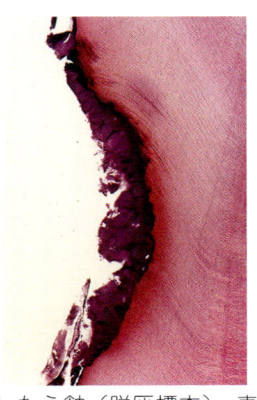

根面に原発したう蝕（脱灰標本）。表層から深部に向かって一方的に象牙質が脱灰している。

図1　歯冠部エナメル質初期う蝕と根面象牙質う蝕の病理組織的な違い（病理組織写真は岩手医科大学歯学部病理学講座・武田泰典教授より供与されました）。

　エナメル質う蝕の場合は初期にはう窩は形成されず、表層を一層残してその下が脱灰する、いわゆる表層下脱灰が起きます。この状態であれば、再石灰化による自然修復が期待できます。

　一方、根面う蝕の場合には表層下脱灰は起こらないので、いったんう蝕が発症すれば、自然修復はほぼ期待できません。また、根面う蝕が発症する歯頸部は、歯冠部に比べて近遠心、頬舌方向とも幅径が小さく、歯髄腔に近接した位置から脱灰が始まります。ですから、進行するとすぐに歯髄に到達します。さらに根面う蝕の特徴として、深部に向かってだけでなく、側方へも容易に拡大することが挙げられます。そのため**図1の根面象牙質のう蝕の臨床例**のように根面が全周に渡って広範囲に侵されることがあります。そのような状態が進むと歯根が折れ、歯冠がまるごと喪失してしまう例なども見られます。

　一般に根面う蝕の進行は遅いといわれていますが、進行するとそのようにやっかいなことになりますから、高齢者の口腔保健にとっては重要な問題です。

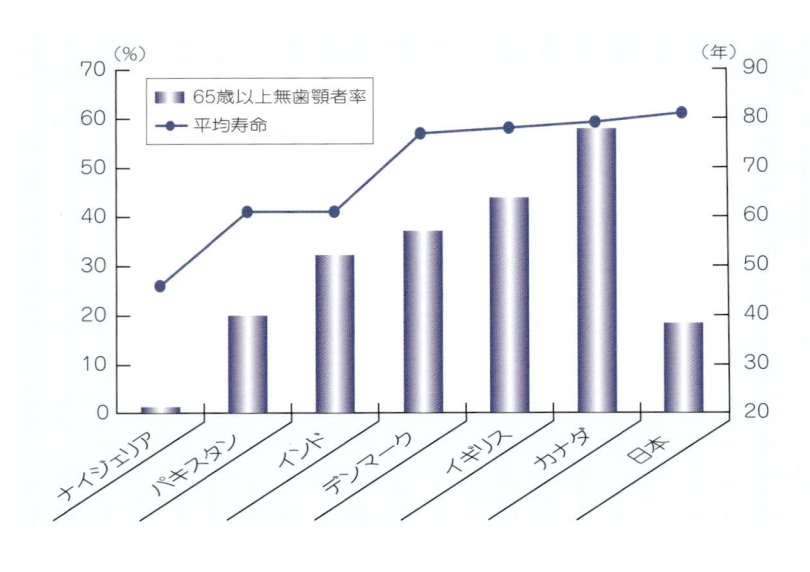

図2 平均寿命と65歳以上無歯顎者率の国際比較。

根面う蝕はどのくらいの頻度で生じるの？

根面う蝕を持つ高齢者の割合について、

- 日本人では39％（2006年報告。対象60〜78歳）
- ドイツでは27％（2004年報告。対象60〜79歳）
- ノースカロライナの白人で39％、同じく黒人で29％（1995年報告。65歳以上）
- トルコでは18％（2003年調査。対象65歳以上）

といった疫学調査報告[2〜5]があります。これらの結果を見ると、日本人には根面う蝕を持つ者が多いことがわかります。高齢になり、歯周病になってもなお歯が残っている場合に、根面う蝕は発生します。

図2はWHOのグローバルデータバンク[6]から作図した、65歳以上の無歯顎者率と平均寿命を国別に比較したグラフです。平均寿命が短い国は65歳以上の無歯顎者率も少なく、平均寿命の延びにつれて65歳以上の無歯顎者率が高くなる傾向にあります。高齢者が多くなれば、歯を失う人も多くなるということでしょう。

ところが日本の場合には、寿命は世界でもっとも長いのに、無歯顎者の割合はとても低いのです。日本人に根面う蝕が多いのは、高齢になっても歯が残っているという、歯科保健上、誇るべき事実の裏返しでもあります。

■ この情報を臨床に活かしてみよう！

根面う蝕は誰にでもできるわけではありません。高齢者でも歯根露出がなければ発症しません。その反対に、若くても根面が露出していれば根面う蝕の感受性期にあることになります。図3は40歳台前半でできた根面う蝕です。歯頸部う蝕と間違えそうですが、右側上顎前歯の遠心には2mm程度の歯根露出があり、セメント–エナメル境がはっきりと認められ

臨床応用のヒント

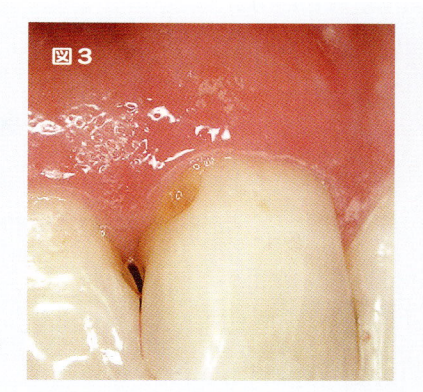

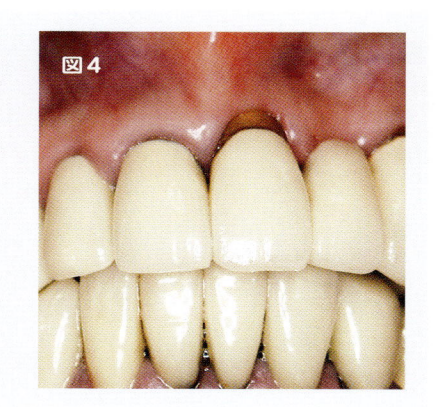

図3　40歳台で発症した根面う蝕。
図4　クラウンのマージン下に見られる歯根露出。

ます。そのセメント－エナメル境に沿うように歯根側にう窩が形成されています。近接する歯肉はスティップリングも明瞭で、炎症はありません。それでも根面が露出していればこのように根面う蝕は発症します。早期発見・早期治療が大切であることは根面う蝕でも変わりありませんから、スケーリングやルートプレーニング時にこのような症状を発見したら、すぐに歯科医師に相談してください。

　また、歯冠補綴物の辺縁（マージン）下に根面が露出していることがあります。図4は30歳台の女性です。不適切なブラッシングが原因で歯肉退縮が進んでしまったのですが、こうなると、マージン下の根面が口腔に露出してしまいます。修復物のマージンがセメント－エナメル境を超えて歯肉縁下に設定されることは珍しくありません。そのような場合、セメント質または象牙質と修復物の間に微少漏洩による二次う蝕が生じるおそれがあります。そのような根面う蝕と二次う蝕の複合う蝕は、歯の深部まで容易に到達すると考えられます。やはり定期リコールで、よく観察する必要があるでしょう。

■ まとめ　これだけは覚えておこう！

・露出根面にはエナメル質がありません。

・そのため、根面う蝕は初期でも表層部分が残ることはないと考えられています。

・根面う蝕は高齢で歯が残っているほどリスクが高くなります。

・高齢者といわれる年齢にならなくても、また著明な歯周病がなくても、歯根露出がある歯には根面う蝕のリスクがあります。

・クラウンのマージンが露出している場合にはとくに注意が必要です。

■参考文献

参考文献1　カラー写真が豊富で、教科書というよりはアトラスに近い出来映えです。
全国歯科衛生士教育協議会（編）．朔敬，下野正基，高田隆，武田泰典．歯科衛生士教本　病理学　第2版．東京：医歯薬出版，2008．

参考文献2　高齢者の歯周疾患に関するレビューですが、根面う蝕についても歯周疾患に伴う問題点として記載されています。
Boehm TK, Scannapieco FA. The epidemiology, consequences and management of periodontal disease in older adults. J Am Dent Assoc 2007; 138: 26-33.

参考文献3　日本での高齢者を対象とした根面う蝕の調査研究です。根面う蝕に焦点を絞って詳細に報告されています。
Imazato S, Ikebe K, Nokubi T, Ebisu S, Walls AWG. Prevalence of root caries in a selected population of older adults in Japan. J Oral Rehabil 2006; 33:137-143.

参考文献4　日本と同様に高齢化が問題となっているドイツでの高齢者に対する疫学調査報告です。やはり高齢化は先進国の定めであり、それに伴って社会における口腔の関心事も変化していくわけですね。
Mack F, Mojon P, Budtz-Jørgensen, Kocher T, Splieth C, Schwahn C, Bernhardt O, Gesch D, Kordass B, John U, Biffar R. Caries and periodontal disease of the elderly in Pomerania, Germany: results of the Study of Health in Pomerania. Gerodontology 2004; 21: 27-36.

参考文献5　トルコの疫学報告です。1老人ホームでの調査ですが、そこでは根面う蝕はすべて未処置だったそうです。
Ünlüer S, Gökalp S, Dogan BG. Oral health status of the elderly in a residential home in Turkey. Gerodontology 2007; 24: 22-29.

参考文献6　各国の主要な保健統計を一覧できるWHOグローバルデータベースです。各国の平均寿命などを表やグラフにしてくれます。慣れると非常に有用かつ楽しいコンテンツです。
https://www.who.int/whosis/en/index.html

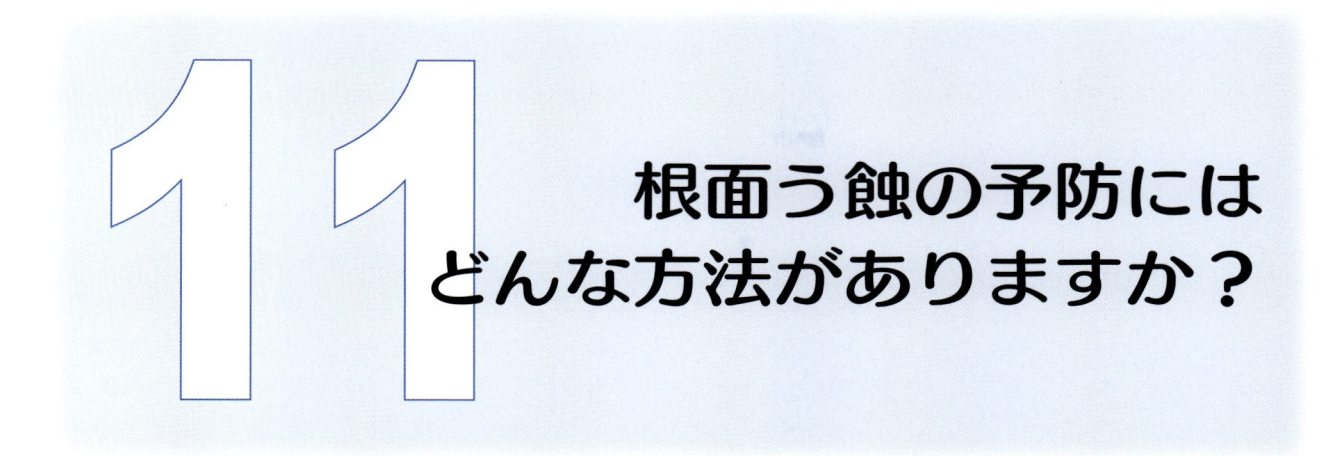

PART 1　ライフステージ別　う蝕について知っていると得する情報

11 根面う蝕の予防にはどんな方法がありますか？

このテーマの解説は……

岸　光男先生
岩手医科大学歯学部口腔医学講座予防歯科学分野・教授

■ 現在わかっていること／現在の考え方

根面う蝕と歯冠部う蝕の臨床的なちがい

　エナメル質う蝕では、表面のう窩は小さいのに、中では「えっ!?」と思うほどう蝕が広がっていることがよくあります。歯冠部う蝕では、臨床的う窩になってもエナメル質の表層がかなり後まで残っているので、このような現象が起きます。

　これに対して表層にエナメル質がなく、表面から溶けるように進行する根面う蝕では、その広がりはほぼ目で見たそのままです（**図1**）。ですから根面う蝕は、表層下脱灰のプロセスがないぶん、見た目でその進行具合がわかりやすいう蝕とも言えます。

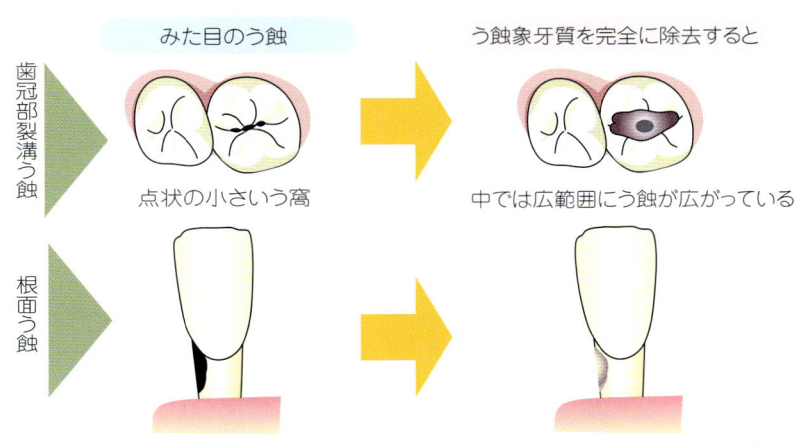

図1　歯冠部う蝕と根面う蝕の臨床的な違い。

みた目のう蝕　　　う蝕象牙質を完全に除去すると

歯冠部裂溝う蝕：点状の小さいう窩 → 中では広範囲にう蝕が広がっている

根面う蝕：広範囲に広がったう蝕 → みた目とあまりかわらない広がり

57

根面う蝕は再石灰化しないの？

根面う蝕では、再石灰化はまったく起きないのでしょうか。根面の脱灰したセメント質や象牙質の表面にも、ミネラルは常に出入りしています。これは健全エナメル質表面でも、ミネラルの出入りが起きている（「う蝕の進行に年齢が関係するって、本当ですか？」参照）のと同様の現象です。

う蝕のないエナメル質で歯が硬く成熟していくように、出て行くミネラルと入ってくるミネラルのバランスが入ってくる方に傾けば、根面う蝕も進行しない、あるいは軟化した部位が硬くなる可能性があります。根面う蝕病巣に起きるこのような現象を、エナメル質初期う蝕の自然修復（Repair）に対して、根面う蝕の逆戻り（Reversal）と呼ぶこともあります。つまり、根面う蝕では表面がえぐれてしまっているので修復されたように元に戻ることありませんが、硬さを回復することは可能というわけです。

歯根表面のミネラルの出入りを再沈着方向に傾ける要因は、歯冠部エナメル質の場合と同じであると考えられています。すなわち、pHが中性付近に維持され、周囲（唾液）にリン酸イオン、カルシウムイオンが豊富に存在し、さらにそこにフッ化物イオンが存在していることです。

フッ化物で根面う蝕の進行は抑制される？

口腔内のpHや唾液のリン酸、カルシウムイオン濃度をコントロールすることは難しいので、やはりミネラルの再沈着を促すためにはフッ化物が有効だと考えられます[1,2]。実際に、ヒトで行った研究では5,000ppmフッ化物濃度の歯磨剤を用いてブラッシングすると、6ヵ月後には根面う蝕病巣の電気抵抗値が有意に上昇するという報告があります[3]。その研究では、1,400ppmFの歯磨剤を用いた場合でも、毎日のフッ化物洗口（250ppmF）を併用すると、12ヵ月後にはやはりう蝕病巣の電気抵抗値が上昇し、臨床的な診査でも軟化していた部位が硬くなったそうです。

根面う蝕の初発を防ぐ方法は？

根面う蝕の初発に関する予防効果を明らかにした介入疫学研究はほとんどありません。そのためには、同程度に露出した健全根面を有する同年代の試験群と対照群を設定して、長期間追跡調査するといったことが必要なので、研究のデザインが難しいからです。しかし根面う蝕もう蝕の1つですから、歯冠部う蝕と同様の予防方法が効果的であると考えられます。1つにはフッ化物の応用です。先に述べたようにフッ化物配合歯磨剤や洗口によって、軟化した根面う蝕病巣が硬くなるのであれば、健全歯根では発症予防効果があると考えてよいでしょう。わが国で一般的に用いられているリン酸酸性フッ化物溶液またはゲルの塗布は、外国ではあまり用いられていないので、根面う蝕に対する効果は文献的には明らかになっていませんが、自己管理ができないような高齢者に対しては有効かもしれません。

口腔清掃の有効性はどうでしょうか。根面う蝕は歯肉退縮がなければ起こりませんから、口腔清掃によって歯周病が予防できれば、結果として根面う蝕予防にもなります。PMTC考案者として有名なアクセルソン博士の30年間にわたる研究では、PMTCを含んだプログラムによって高度な水準に維持された口腔衛生状態は、歯周病のみならず、成人から高齢者のう蝕予防にも効果があるとしています[4]。もちろんそのプログラムにはセルフケアも含まれています。

臨床応用のヒント

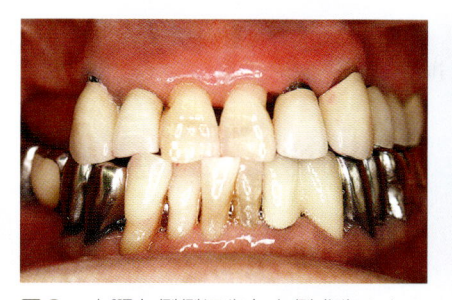

図2 上顎左側側切歯と右側犬歯のクラウンマージン上には根面に二次う蝕ができてしまっています。上下顎前歯部の歯根露出に対しては歯間ブラシの指導や定期的なクリーニングで十分な清掃状態を保ちたいところです。

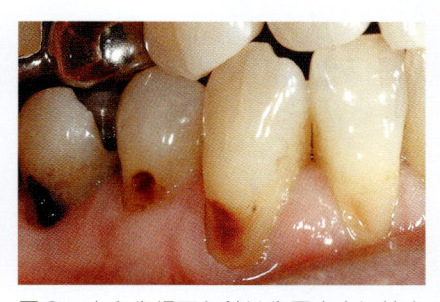

図3 小臼歯根面う蝕は歯冠方向に拡大しています。根面原発であっても歯冠部を侵すこともあります。楔状欠損歯面は通常よくブラッシングされているので根面う蝕になりにくいですが、ブラッシングが停止すると、根面う蝕のハイリスク部位となるおそれがあります。

図3は岩手医科大学歯学部歯科保存学講座・工藤義之准教授より供与されました。

■ この情報を臨床に活かしてみよう！

　フッ化物が根面う蝕の進行抑制に効果があることが示されている文献を紹介しましたが、そこで用いられて単独で効果が高かったのは高濃度（5,000ppmF）歯磨剤で、日本では使えません。洗口法との併用で効果があった1,400ppmFの歯磨剤だと日本の基準である1,000ppmFに近いので、現在軟化した根面を持っている患者さんには、歯磨剤と洗口の併用を勧めてみるとよいでしょう。現在歯根露出はあるけれど、根面う蝕にはなっていない患者さんに対しても、歯磨剤と洗口の両方またはどちらか一方を勧めることで、根面う蝕発生への予防効果があると考えられます。

　口腔清掃については、歯科医院で体系的なPMTCが行われているなら、それを勧めることの根拠は十分にあるといえます。体系的なPMTCが行われていなくても、定期的なTBIや歯石除去には歯周病予防効果がありますから、歯肉退縮とそこから生じる根面う蝕を予防することになります。根面う蝕は歯肉退縮により大きくなった歯間鼓型空隙に接した歯根面などに好発します。そのような部位は自浄性も低く、セルフケアも困難ですから、そこに焦点を当てた歯間ブラシなどを用いた清掃指導が必要です。

　根面う蝕は比較的見つけやすいう蝕ですから、定期的なスケーリング時などに注意し、見つけたら対応を歯科医師と相談しましょう。根面う蝕の特徴の1つに側方への拡大があることは、「高齢者のう蝕のリスクについて教えてください」で述べました。歯根が広範囲にう蝕になっていると切削して修復することが困難です。そのような場合、清掃状態の改善やフッ化物の応用で対応することになるかもしれません。そのようなときは、あなたがた歯科衛生士の出番となります。

■ まとめ　これだけは覚えておこう！

- 根面う蝕の予防には、歯肉退縮前に行う歯肉退縮の予防と、歯肉退縮が生じた後に行う露出根面の脱灰の予防の2つの段階があります。
- 歯肉退縮の予防には定期リコールでのスケーリング、ルートプレーニング、PMTCが有効です。
- 根面が露出したら、根面の清掃指導、定期リコールによるPMTC、フッ化物の応用などが根面う蝕予防に効果があると考えられます。
- 根面う蝕が見つかったら、歯科医師と相談しましょう。フッ化物の積極的応用（歯磨剤と洗口の併用）などで、軟化した部分が硬くなる可能性があります。

■ 参考文献

参考文献1　唾液の含むカルシウム、リン酸イオンの量や比によって、象牙質の再石灰化の程度が異なるという内容です。つまり、唾液の質で根面う蝕の進行具合も異なるということですね。
Hara AT, Karlinsey RL, Zero DT. Dentine remineralisation by simulated saliva formulations with different Ca and Pi contents. Caries Res 2008; 42: 51-56.

参考文献2　根面に対して、さまざまな濃度のフッ化物溶液による再石灰化促進を検討した基礎的研究です。根面も再石灰化することがよくわかる写真が載っています。
Heilman JR, Jordan TH, Warwick R, Wefel JS. Remineralization of root surfaces demineralized in solutions of differing fluoride levels. Caries Res 1997; 31: 423-428.

参考文献3　歯磨剤とフッ化物洗口によって軟化した根面う蝕病巣が硬くなったという文献です。実際にヒトを対象に行っています。この研究グループには他にも根面う蝕の進行抑制について多くの文献があります。
Baysan A, Lynch E, Ellwood R, Davies R, Petersson L, Borsboom P. Reversal of primary root caries using dentifrices containing 5,000 and 1,100 ppm fluoride. Caries Res 2001; 35: 41-46.

参考文献4　アクセルソン博士の30年の研究結果をまとめたものです。これ以外にもPMTCの効果を報告したこの博士の文献はたくさんあります。
Axelsson P, Nyström B, Lindhe J. The long-term effect of a plaque control program on tooth mortality, caries and periodontal disease in adults. J Clin Periodontol 2004; 31: 749-757.

2

カリオロジーについて知っていると得する情報

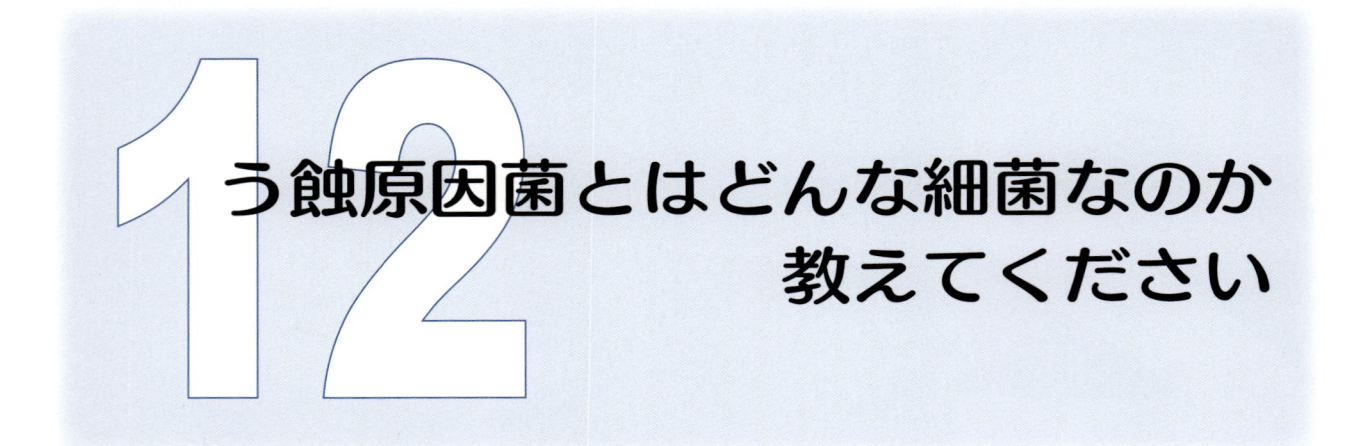

12 う蝕原因菌とはどんな細菌なのか教えてください

このテーマの解説は……

前田伸子先生
鶴見大学歯学部口腔微生物学講座・教授

■ 現在わかっていること／現在の考え方

常在細菌が作るフローラ

　私たちの身体には、多種多様な細菌で構成される細菌集団（常在細菌叢：フローラ）が住み着き、その総数は私たちの身体を構成する細胞数の約10倍にも及びます。口腔には数百種類以上もの細菌がフローラとして存在しますが、これは口腔に十分な水分と栄養分が存在し、軟組織と硬組織が共存することにより、多くの細菌たちが住むことのできるバラエティに富んだ環境を提供しているからです[1]。

　細菌たちは、舌や歯肉などの軟組織あるいは歯の表面や歯肉溝など、それぞれの好みの環境でフローラを形成しています。**表1**に明らかなように歯は歯肉縁を境に別々の環境を持ちます。う蝕の現場となる歯肉縁上の環境は常に空気と唾液に曝されるため、この場に住む細菌たちは酸素があってもなくても発育・増殖が可能です。一方歯肉縁下は、酸素がない方が都合のいい細菌たちにとって住みやすい環境といえます。

細菌の栄養源は、やっぱり糖

　細菌は唾液そのものや飲食物に含まれる糖を栄養源として、その結果、乳酸を中心としたさまざまな酸を代謝産物として産生します。現代人の食生活はショ糖（砂糖）が過剰状態であるため、飲んだり食べたりするたびに歯肉縁上の環境（硬組織）は多量の乳酸に曝されることになります。その結果、硬組織は脱灰され、初期のう蝕が発症します。

　硬組織の脱灰は一方的に進行するわけではありません。正常に唾液が分泌される限り、唾液が硬組織上の乳酸を洗い流し、低下したpHを中性域に戻し、脱灰部は再石灰化し、初期う蝕の進行はストップします。しかし、

表1 口腔細菌にとっての歯肉縁上と歯肉縁下の環境

	酸素	口腔細菌にとっての栄養物	pHの変動
歯肉縁上	多い（好気的）	糖／唾液	変動しやすい
歯肉縁下	少ない（嫌気的）	歯肉溝液	安定している

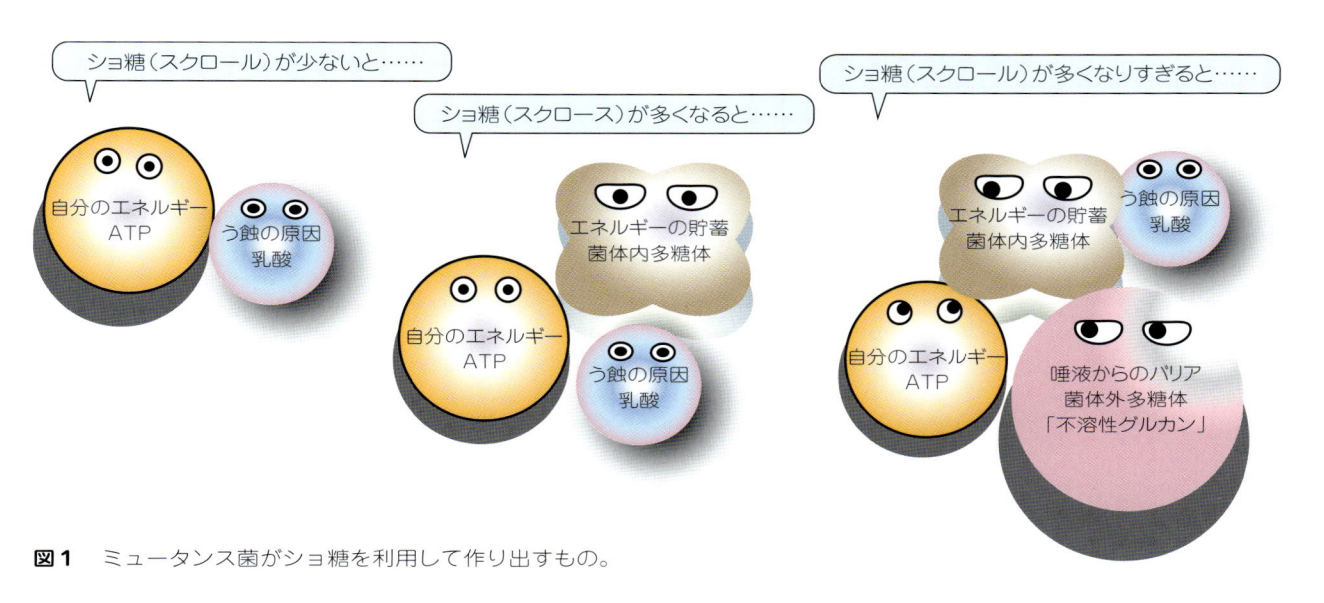

図1 ミュータンス菌がショ糖を利用して作り出すもの。

休みなしに口腔にショ糖が入ってくるような食生活では、産生される乳酸量が多くなり、さすがに唾液の働きも追いつかなくなり、脱灰が継続してう蝕が進行します。

pHの低下は、う蝕の進行を招く細菌を増長させる

さて、この乳酸の滞留によるpHの低下は歯肉縁上の環境を著しく変化させ、当然この環境の住人であるフローラにも大きな影響を与えます。多くの細菌は中性から弱アルカリ性を至適pHとし、低いpHでは発育を阻害されるため、pHの低下により酸性環境を好む細菌がフローラ内で増加してきます。酸性環境を好む細菌たちの多くは耐酸性を持ち、ショ糖の供給が続く限りさらに酸を産生しますので、う蝕はどんどん進行していきます。代表的なう蝕細菌であるミュータンス菌はショ糖を利用し、多量の乳酸を産生し、自らが作り出した酸性環境に耐え、さらに酸を産生し、フローラ内でその数を増やしていきます。

またミュータンス菌はショ糖を利用して、乳酸を産生するだけでなくミュータンス菌自身の細胞の内や細胞の外に多糖体を産生することが知られています。前者を菌体内多糖体、後者を菌体外多糖体と呼びますが、ミュータンス菌がどちらを産生するかは利用できるショ糖量により決まります（図1）。たとえば、自分が生きるためにギリギリのショ糖量しかない場合はエネルギーとしてATPを産生し、代謝産物の乳酸をごく少量しか産生しません。一方、ショ糖量が多くなるとまず菌体内多糖体として貯え、さらに多くのショ糖があれば菌体外に多糖体を産生します。

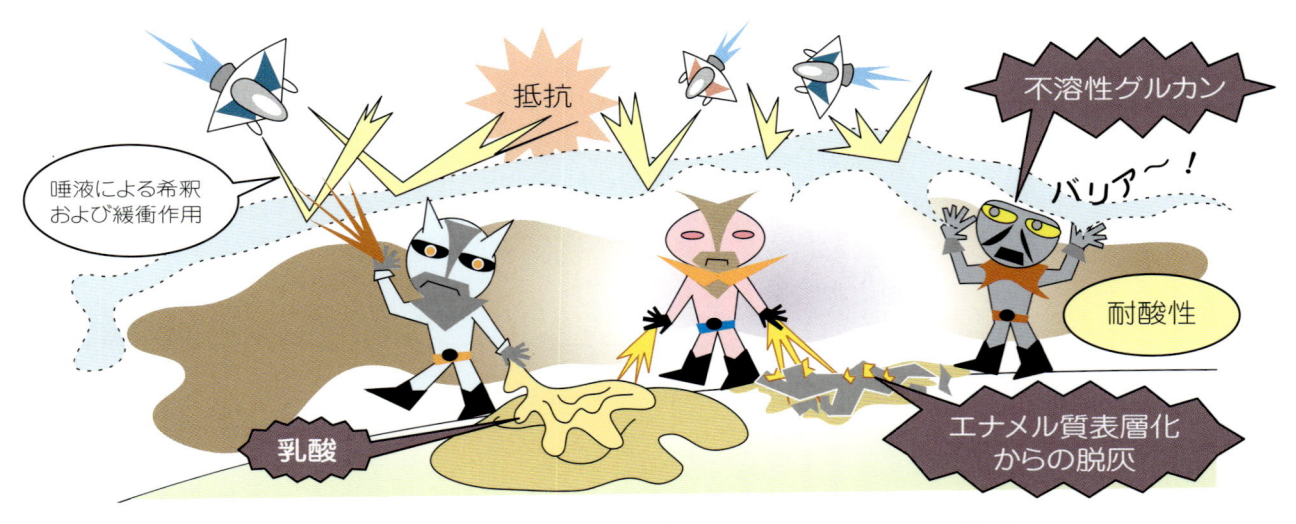

知ってて得した！　う蝕予防に活かせるエビデンス

図2　まとめ　ミュータンス菌は耐酸性を持ち、大量の不溶性グルカン、乳酸を産生するのが特徴である。

表2　ミュータンス菌の細菌学的特長と種類

種名	GC含量*	バシトラシン**耐性	病原性
S. mutans	36〜38%	＋	ヒト
S. ratti	41〜43%	＋／－	ラット
S. criceti	42〜44%	－	ハムスター
S. sobrinus	44〜46%	＋／－	ヒト
S. ferus	43〜45%	－	げっ歯目
S. macacae	35〜36%	－	サル
S. downei	41〜42%	－	サル

* **GC含量**：分子生物学的な分類法。DNAに含まれるアデニン（A）、チミン（T）、グアニン（G）、シトシン（C）の4種類の全塩基に含まれるGとCの含量の和を調べることで、菌種間の類縁度（どれくらい菌種どうしが似通っているか）がわかります。
** **バシトラシン**：他の多くのレンサ球菌は抗菌物質であるバシトラシンに感受性があるので、*S. mutans* と他の菌種を分けるときに使用します。

不溶性グルカンは唾液の進入を阻止する

　口腔細菌がショ糖から産生する菌体外多糖体には、大きく分けてグルカンとフルクタンの2種類があります。グルカンにはさらに水溶性と不溶性があり、ミュータンス菌の産生する不溶性グルカンは特に粘着性が強いことが特徴です。この粘着性の強いグルカンによって、ミュータンス菌はさらにしっかりと硬組織表面に定着するだけでなく、グルカンが唾液の侵入を阻止するため、いったんミュータンス菌主体のフローラが確立すると硬組織の脱灰が唾液によって修復されることなく進行します。ミュータンス菌はショ糖を利用して、多量の乳酸と不溶性グルカンを産生し、しかも耐酸性があるのが特徴で、この3つの性質をミュータンス菌のう蝕原性と呼びます（**図2**）。

　ミュータンス菌と呼ばれる細菌は1種類だけではなく、**表2**にあるような複数の菌種を含んでいますが、これらの中でヒトのう蝕の原因となるのは*Streptococcus mutans* と *S.sobrinus* の2種類のみであることが

表3 硬組織別のう蝕原因菌

硬組織	う蝕原因菌
エナメル質う蝕（初期病変）	ミュータンス菌
象牙質う蝕（進行病変）	グラム陽性桿菌群（乳酸桿菌、放線菌、ビフィズス菌など）
根面う蝕*	ミュータンス菌と乳酸桿菌を中心としたグラム陽性桿菌群

* 根面が歯肉縁下にある状態ではう蝕は発症しません。歯肉が退縮し、根面が露出し、縁上になって初めて、う蝕発症の危険性にさらされます。

知られています。

　ミュータンス菌だけではなく、乳酸桿菌、放線菌、ビフィズス菌などグラム陽性桿菌群も、象牙質う蝕や根面う蝕病巣に存在することから、これらもう蝕関連細菌と考えられています。

　硬組織を舞台にして起こる感染症であるう蝕は、硬組織の種類により、エナメル質う蝕、象牙質う蝕、根面う蝕の3つに分類されますが、それぞれ原因となる細菌は少々異なります。しかし初期う蝕であるエナメル質う蝕の原因菌であるミュータンス菌が代表的なう蝕細菌であることは間違いないようです[2]（**表3**）。

■ まとめ　これだけは覚えておこう！

- 代表的なう蝕細菌であるミュータンス菌のう蝕原性は次の3つです。

　　　①乳酸産生性　②不溶性グルカン産生性　③耐酸性

- 乳酸と不溶性グルカンの産生は、多量のショ糖の存在下で起こります。
- 硬組織の種類によりう蝕原因菌の種類が異なり、エナメル質う蝕はミュータンス菌、象牙質う蝕はグラム陽性桿菌群、根面う蝕はミュータンス菌と乳酸桿菌を中心としたグラム陽性桿菌群が原因となります。

■参考文献

参考文献1　う蝕の原因菌だけでなく、口腔細菌一般の知識を得たい方におすすめです。
橋本俊夫，小川知彦，落合邦康，上西秀則，清浦有祐，中澤太，藤村節夫，前田伸子．口腔微生物学－感染と免疫－．東京：学建書院，2007．

参考文献2　う蝕学の基礎から臨床まで網羅できます。
田上順次，花田信弘，桃井保子．う蝕学－チェアサイドの予防と回復のプログラム－．京都：永末書店，2008．

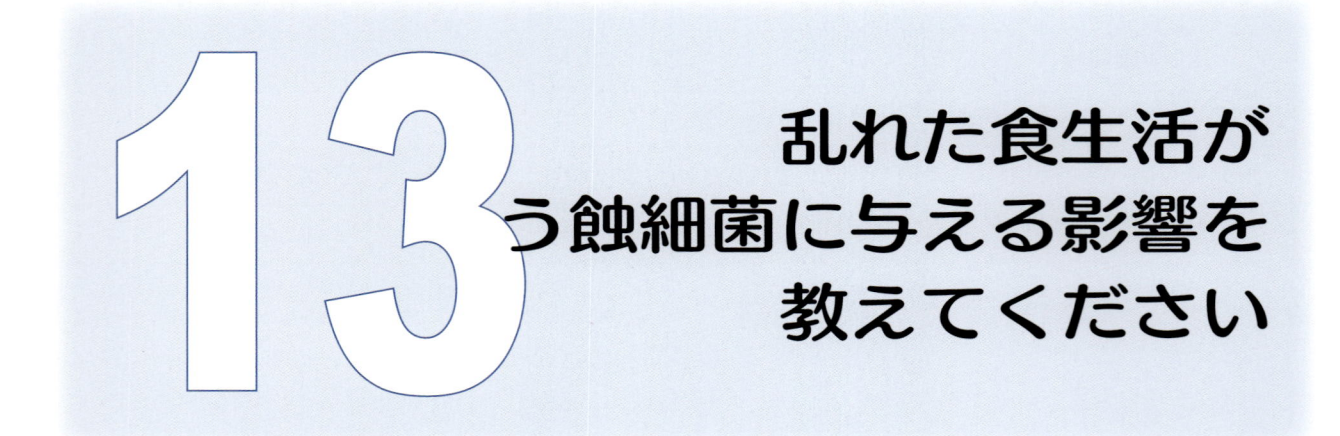

13 乱れた食生活がう蝕細菌に与える影響を教えてください

このテーマの解説は……

前田伸子先生
鶴見大学歯学部口腔微生物学講座・教授

■ 現在わかっていること／現在の考え方

ショ糖とう蝕発症の関係

　う蝕の発症において重要な因子の1つとして飲食物中のショ糖の存在があり、ショ糖がう蝕の原因となっていることは多くの疫学調査や動物を用いたう蝕実験で確認されています。また、ショ糖の摂取量が激減した第二次世界大戦中、う蝕の発症率も著しく減少し、戦後に再び上昇したことからも、ショ糖摂取量とう蝕発症とは直接的な因果関係があることがわかります。ショ糖の消費量とう蝕有病率を調べた結果、年間に消費される1人あたりのショ糖摂取量が15キログラム以上になるとう蝕発症が激増することが明らかにされています[1]（**図1**）。

　もともとミュータンス菌はフローラの中で優勢な細菌ではなく、ショ糖の過剰摂取がきっかけで増加し、う蝕を引き起こすのではないかと考えられています。口腔環境に多量のショ糖が入ってくると、少数派であったミュータンス菌が増加し、ショ糖を利用して多量の乳酸を産生し、これにより歯面の脱灰が開始します。また、ミュータンス菌がショ糖から産生する不溶性グルカンにより、歯面にさらに強固に付着し、歯面だけでなく、フローラ内の環境を著しく酸性にします。そのために、フローラ内で酸性環境を好む細菌たちの数が増加し、この細菌たちはミュータンス菌と同様に酸を多量に産生するため、唾液による歯面の修復（再石灰化）が間に合わなくなり、「歯面が脱灰しつづける＝う蝕が進行する」という負のスパイラルに陥ります（**図2**）。

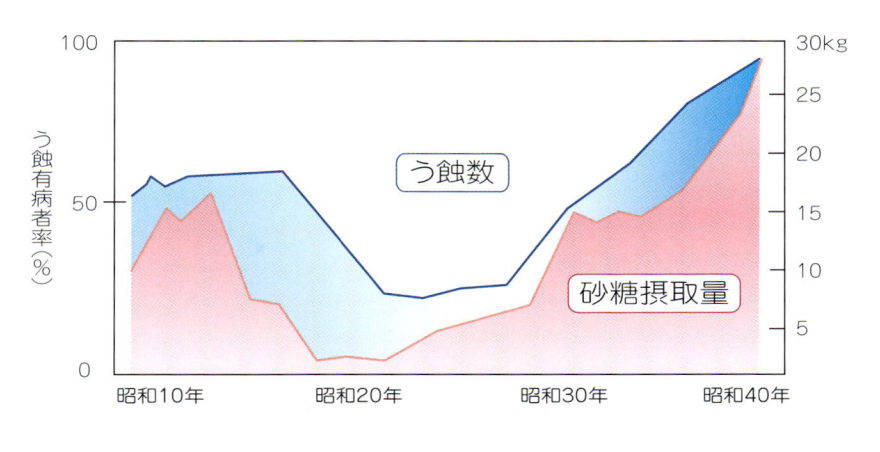

PART 2 カリオロジーについて知っていると得する情報

図1 1人あたり年間砂糖消費量と小学児童のう蝕有病率。

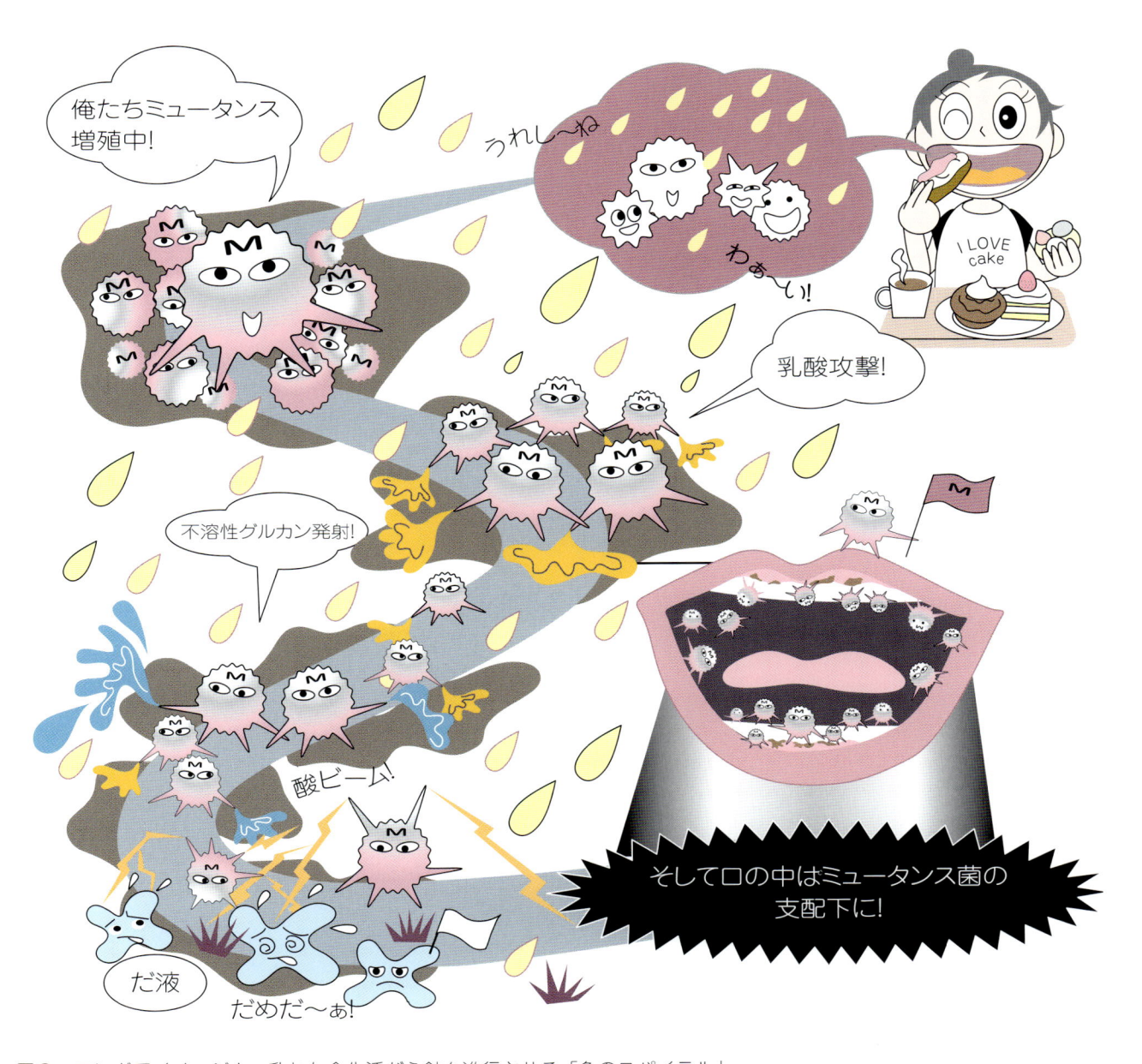

図2 マンガでイメージ！ 乱れた食生活がう蝕を進行させる「負のスパイラル」。

67

ショ糖だけが悪者か？

ショ糖がう蝕の原因になることは疑いもない事実ですが、ショ糖以外の炭水化物にもう蝕原性があることが指摘されています。

例えば、デンプンは唾液中のアミラーゼによりマルトース（麦芽糖）に分解されますが、この麦芽糖はフローラ内の細菌に利用され、酸を作る基質になります。

またショ糖のう蝕誘発を調べた研究で、同じショ糖量を摂取する場合、毎食事のたびに食べた方が、食間に自由に食べるより、う蝕の発症率が低いことがわかっています。多量のショ糖を食べているかどうかも重要なことですが、食事の回数はどうか、常に何か食べていないかなど食べ方もう蝕の予防には非常に重要なことです。

さらに食べ物の形状もう蝕発症に影響があります。ショ糖濃度は高いものの口腔に長く滞留せず流れていきやすいものより、ショ糖以外の炭水化物を含んでいるが長時間口腔に残るもののほうが、う蝕リスクが高いといえます[2]。

■ まとめ　これだけは覚えておこう！

・ショ糖がう蝕の原因の重要な因子であることには間違いありません。

・しかし、ショ糖がすぐさま、う蝕発症につながるわけではなく、その食べ方が重要です。

・ショ糖以外の炭水化物もう蝕の原因になり得ます。

・食生活の乱れがう蝕発症の引き金になる事実を認識しましょう。

■ 参考文献

参考文献1　食品によるう蝕予防のあり方の詳細を知ることができます。
今井奨．食品による齲蝕予防．細胞　2005; 37(3): 18-21.

参考文献2　科学的姿勢を持って、臨床の現場でう蝕予防に取り組もうとする歯科医療従事者に必読の教科書です。
熊谷崇，熊谷ふじ子，Bratthall D，藤木省三，岡賢二．クリニカルカリオロジー．東京：医歯薬出版，1996.

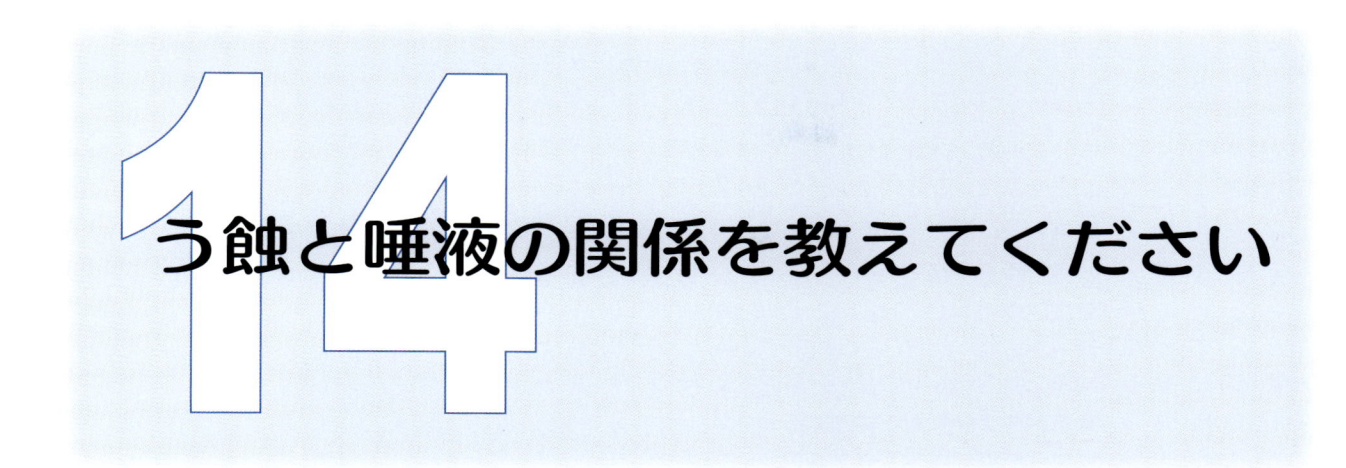

14 う蝕と唾液の関係を教えてください

このテーマの解説は……

前田伸子先生
鶴見大学歯学部口腔微生物学講座・教授

■ 現在わかっていること／現在の考え方

唾液の持つ機能を紐解くと

う蝕発症に関係する宿主側の要因として、歯質、歯列、歯の解剖学的形態など歯そのものにかかわるものと、歯を取り巻く唾液の存在があります。

唾液はう蝕の発症に関わるだけでなく、口腔の健康を保つためのさまざまな作用を持っています（次ページ**表1**）。したがって、唾液分泌量が病的に低下し、口腔乾燥症（ドライマウス）になると、う蝕をはじめとする口腔感染症のリスクが上昇します。

唾液に存在する抗菌物質とその働きを次ページ**表2**に示しますが、これらの抗菌物質は主に外来から侵入しようとする病原菌に抑制的に働き、フローラ内の口腔細菌にはほとんど影響を与えないと考えられています。しかし分泌型IgAのようにミュータンス菌の酸産生に抑制的に働くものや、ディフェンシンおよびヒスタチンなど常在真菌（カンジダ）の増殖を抑えるものもあり、フローラへの影響がまったくないわけではないようです。

唾液はエナメル質を保護・修復する力を持っている

う蝕原因菌は、糖を利用して乳酸を産生することによりエナメル質のヒドロキシアパタイトを脱灰しますが、唾液分泌が正常ならば、乳酸はまず洗い流され（洗浄作用）、低下したpHは元の状態の中性域に戻ります（緩衝作用）。また、唾液中にはヒドロキシアパタイトから遊離したカルシウムとリン酸が常に過飽和の状態で存在するため、脱灰部にこのカルシウムとリン酸が再度沈着しヒドロキシアパタイト結晶を作る、すなわち再石灰化（石灰化作用）が起こります。

象牙質には生きた象牙芽細胞が存在し、状況に応じて新しい象牙質が作

表1　唾液の働き

	具体的な作用
消化作用	消化酵素（アミラーゼ）によりデンプンをマルトース（麦芽糖）に分解する
円滑作用	水分やムチンが食塊を形成、咀嚼を補助、嚥下や発音を円滑する
保護作用	水分やムチンが軟組織および硬組織が傷つかないように保護する
溶解作用	食物中の固形物を溶解したものを味蕾が感じ味覚が発現する
洗浄作用	唾液の流れで物理的に食物残渣が減少する
緩衝作用	重炭酸塩（HCO_3^-/H_2CO_3）、リン酸塩（$HPO_4^{2-}/H_2PO_4^{2-}$）によりpHを中性～弱アルカリに保持する
再石灰化作用	カルシウムとリン酸イオンの沈着、スタセリン*の働きによる
排泄作用	重金属や化学物質を排泄する
抗菌作用	抗菌的に働く物質（**表2**参照）を含む

*スタセリン：リン酸カルシウムと結合し、過飽和の状態を作る。

表2　唾液の持つ抗菌作用

抗菌物質	作　用
リゾチーム	唾液腺線状部で生成される溶菌酵素 細菌の細胞壁の主要成分であるペプチドグリカンを分解する
ラクトペルオキシダーゼ	ラクトペルオキシダーゼと唾液中のロダン塩と過酸化水素（口腔細菌由来）が一緒になって、抗菌性のあるhypothiocyanite ionを産生する
ラクトフェリン	鉄結合性タンパクで細菌が増殖に必要な鉄の取り込みを阻害する
分泌型IgA	抗体の1種、病原菌の感染から粘膜を保護、ミュータンス菌の酸産生を抑制する
ディフェンシン	α、βの2種類あり、唾液にはβ-ディフェンシンが多い 細菌、真菌、ウイルスなど幅広い微生物に抗菌的に働く
ヒスタチン	ミュータンス菌やカンジダに対して抗菌的に働く
シスタチン	抗菌性、抗ウイルス性に働く

られますが、エナメル質自体にはこのような機能はありません。しかし、唾液のおかげでエナメル質は保護され、修復されています。

う蝕経験は唾液機能に影響する　エナメル質表面は飲食物が入ってくるたびに脱灰しますが、飲食物の供給がストップすると唾液により再石灰化し、この脱灰→再石灰化のサイクルを繰り返し、う蝕の進行はストップします。しかし、休みなしに口腔にショ糖が入ってくるような食生活では、産生される乳酸量が多くなり、さすがに唾液の働きも追いつかなくなり、脱灰が継続してう蝕が進行します。

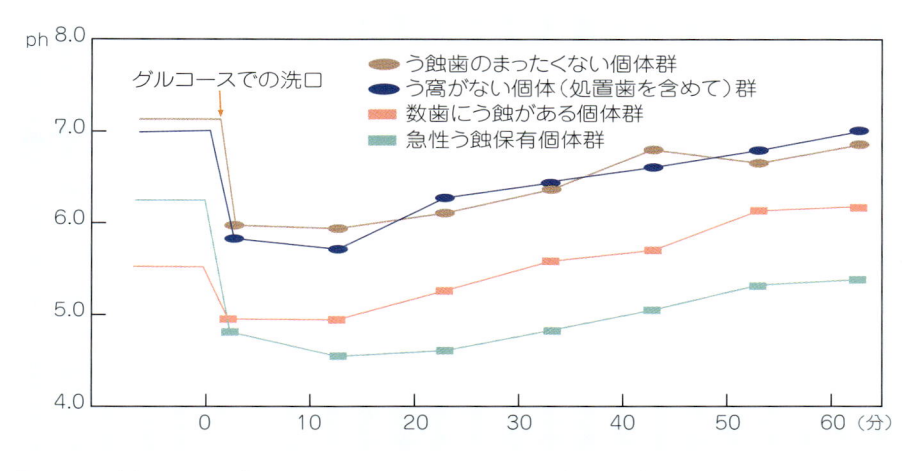

図1 う蝕と唾液の関係。う蝕経験によって、唾液の力に差が生じる。

　図1は、う蝕活動性の高い被験者と非う蝕罹患者のグルコース洗口後におけるプラークpHの変化です。このpH曲線を比較すると、糖の供給が止まり、もとのpHに回復するまでに必要な時間がう蝕活動性の高い被験者とう蝕のない被験者で明らかな差があります。この比較から明らかなように、いったんう蝕が発症すると、ミュータンス菌を主体としたう蝕原性細菌中心のフローラが形成されるため、唾液の洗浄／緩衝作用に関わらず、う蝕が進行しやすい状況になることがわかります。

■ まとめ　これだけは覚えておこう！

- エナメル質表面は脱灰と再石灰化を繰り返しています。一方通行でう蝕が進行するわけではありません。
- 唾液は脱灰をストップさせ、再石灰化を促す役目を持っています。
- 唾液が持つたくさんの働きの中で　①洗浄作用、②緩衝作用、③再石灰化作用が、う蝕をストップさせます。

■参考文献

参考文献1　唾液の重要性をさらに知りたいときにはぜひ読んでみてください。
斉藤一郎（監修），篠原正徳，中川洋一，中村誠司（編著）．ドライマウスの臨床．東京：医歯薬出版，2007．

3

プロフェッショナルケアについて知っていると得する情報

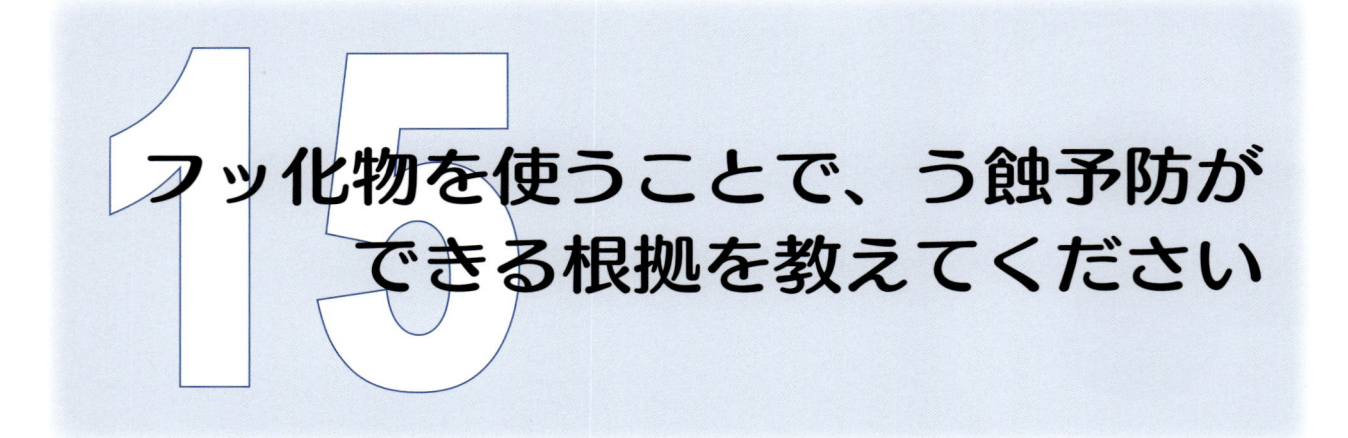

知ってて得した！　う蝕予防に活かせるエビデンス

15 フッ化物を使うことで、う蝕予防ができる根拠を教えてください

このテーマの解説は……

荒川浩久先生
神奈川歯科大学大学院口腔科学講座口腔衛生学分野・教授

■ 現在わかっていること／現在の考え方

プロフェッショナルケアとしてのフッ化物応用の代表はフッ化物歯面塗布です。フッ化物洗口やフッ化物配合歯磨剤も、歯科医院で指導して家庭で使用させる場合はプロフェッショナルケアの範疇に入ります（**表1**）。

フッ化物歯面塗布＝高濃度フッ化物少数回応用[1]

日本で使用されている製品のフッ素濃度は9,000ppmで、塗布剤1gに9mgのフッ素が含まれています。このように高濃度のフッ化物を乾燥した歯面に3～4分間接触させると、**図1**に示した高濃度フッ化物少数回応用によるう蝕予防作用のような反応が起こります。

歯面上に生成したフッ化カルシウムは水や唾液に溶けにくいですが、酸には溶解するという性質があります。フッ化カルシウムは数週間から

表1 プロフェッショナルケアによるフッ化物応用

分類	種類
オフィスユース 診療室内で使用する	フッ化物歯面塗布
	フッ化物配合歯面清掃剤
	フッ化物徐放性フィッシャーシーラント
ホームユース 診療室で指導して家庭で使用する	フッ化物洗口
	フッ化物配合歯磨剤

PART 3 プロフェッショナルケアについて知っていると得する情報

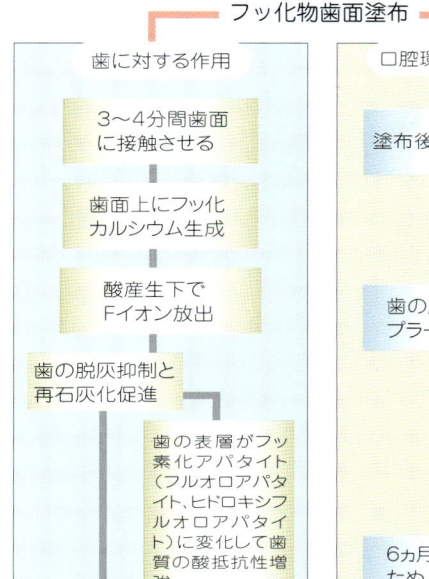

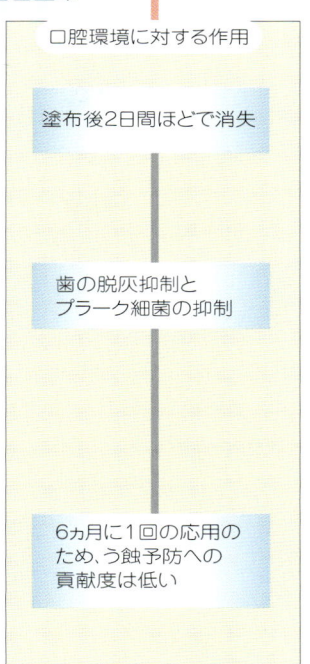

図1 高濃度フッ化物少数回応用によるう蝕予防作用

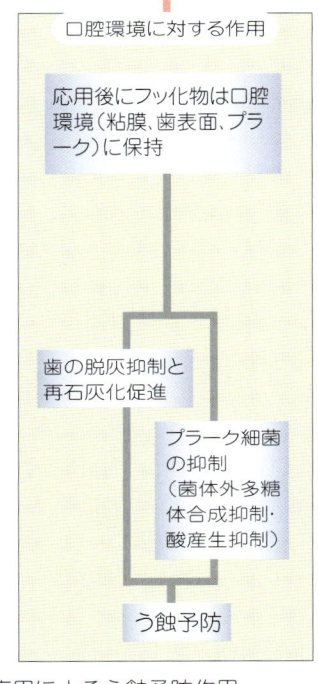

図2 低濃度フッ化物多数回応用によるう蝕予防作用

数ヵ月は歯面上に残りますが、酸によって少しずつ溶解してCaとFイオンに分解します。このときに歯面に供給されるFイオンは歯の脱灰抑制と再石灰化を促進するとともに、歯表層のヒドロキシアパタイトの水酸基と置換してフッ素化アパタイトを生成します。このフッ素化アパタイトは酸の攻撃に抵抗性があるため、う蝕予防性を発揮します。つまり、歯表層が酸に溶けにくい性質に変化することになります。

しかし、フッ素化アパタイトが生成されるのは表層に限られるため、食事やブラッシングなどで表層が摩耗していくと、いずれは消失してしまいます。そこで、定期的に継続して塗布を繰り返すことが必要になるのです。

フッ化物洗口とフッ化物配合歯磨剤＝低濃度フッ化物多数回応用[2]

日本で販売されているフッ化物洗口製剤からつくられる洗口液のフッ素濃度は225、250、450ppmで、フッ化物配合歯磨剤は1,000ppm以下（多くが900ppm程度）です。このように低濃度のフッ化物は、**図2**の低濃度フッ化物多数回応用によるう蝕予防作用に示すように、口腔環境に対する作用意義が大きくなります。つまり、フッ化物洗口を終了して、あるいはフッ化物配合歯磨剤でブラッシングして水で洗口してから口腔環境中に保持されるフッ化物によって、う蝕予防作用が発揮されるのです。歯表面に保持されたフッ化物は直接的に歯面の脱灰抑制と再石灰化の促進に寄与しますが、短時間で唾液によって除去されてしまいます。ところが口腔全体の表面積の80％を占める口腔粘膜に保持されたフッ化物が肩代わり

します。つまり粘膜表面の唾液性フィルムに取り込まれたフッ化物は時間とともに徐放され、唾液を介して歯面に到達して脱灰抑制と再石灰化の促進に寄与するのです。適切なフッ化物洗口やフッ化物配合歯磨剤によるブラッシングを行っている場合は、終了後2時間程度（使用後にすぐ就寝した場合は起床時まで）は脱灰抑制と再石灰化の促進に有効なフッ化物濃度が維持されます。しかしながら、唾液の洗浄作用や飲食によって粘膜上に保持されたフッ化物も除去されてしまうので、フッ化物洗口は1日に1回、フッ化物配合歯磨剤は1日に2回以上使用することが勧められるのです。

プラーク中のフッ化物の意義も見逃すわけにはいきません。フッ化物応用によるフッ化物は、ブラッシング後にどうしても除去しきれなかったプラークに取り込まれ、タンパク質やカルシウムと結合して安定化します。ところがプラーク中で酸が産生されう蝕発生の危険が高まると、酸によって結合が解かれFイオンが放出され、脱灰抑制と再石灰化促進に寄与するのです。さらに、プラーク中の細菌の働きも抑制して、プラークの素になる菌体外多糖体の合成を抑制するとともに酸産生も抑制します[3]。

その他のフッ化物プロフェッショナル応用

フッ化物配合歯面清掃剤は、PTC（専門的歯面清掃）時やスケーリングあるいはルートプレーニング後の歯面清掃時に応用します。歯面清掃すると、フッ化物が多く含まれている歯表層が多少は失われます。そのことによってう蝕リスクが高まることから、清掃と同時にフッ化物を作用させて表層のフッ化物を回復させることが必要になります[4]。したがって積極的なう蝕予防性を発揮するわけではありませんが、フッ化物の配合されていない歯面清掃剤を使用すると、PTCでプラークは除去できても酸に対する抵抗性の低い表面をつくることになりますから不十分です。

また、フッ化物徐放性フィッシャーシーラントからはFイオンが徐放されますので、シーラント後のう蝕発生の危険を減少させます。徐放されても、フッ化物洗口やフッ化物配合歯磨剤を使用していると、これらのフッ化物がシーラント材に取込まれるため枯渇してしまうことはありません。

■この情報を臨床に活かしてみよう！

高濃度フッ化物応用によって歯表層の酸抵抗性を増し、低濃度フッ化物応用によって歯の脱灰抑制と再石灰化の促進が期待できます。ですから、これらを組合せて使用することがフッ化物応用によるう蝕予防を成功させる鍵になります。

基本的には、年2回の塗布で表層の酸抵抗性を増し、毎日の洗口と歯磨剤で脱灰抑制と再石灰化の促進を図ることになります（図3）。

日本では実施されていませんが、水道水のフッ化物をコントロールする（水道水フロリデーション）などの全身的応用が実施されれば、歯の形成

PART 3　プロフェッショナルケアについて知っていると得する情報

| （年齢:歳） | 1 | 2 | 3 | 4 | 5 | 6（小学校） | 11 | （中学校） | 14 | 成人 | 高齢者 |

（高濃度フッ化物応用）
フッ化物歯面塗布

1歳ころから中学生までは定期的な全顎塗布を継続し、部分塗布やフッ化物バーニッシュは必要に応じて組み入れる。

（低濃度フッ化物応用）
フッ化物洗口

少なくとも4歳から14歳までの実施が推奨される。できれば成人にも勧めたい。

フッ化物配合歯磨剤

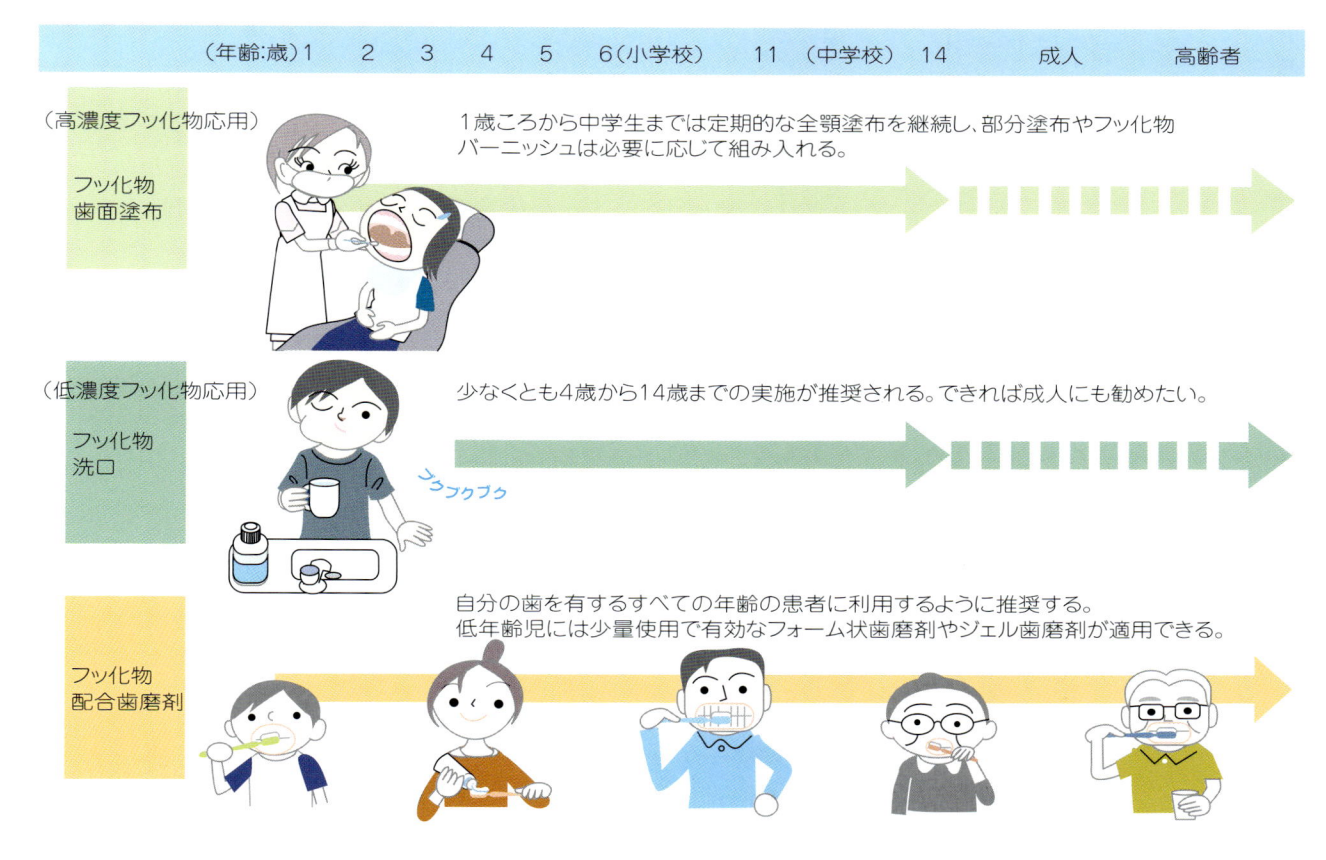

自分の歯を有するすべての年齢の患者に利用するように推奨する。
低年齢児には少量使用で有効なフォーム状歯磨剤やジェル歯磨剤が適用できる。

図3　年齢によるフッ化物局所応用の組合せ。

期にフッ化物が取り込まれて、酸抵抗性の高い歯質になりますし、歯の萌出後も水道水のフッ化物が脱灰抑制と再石灰化の促進に貢献するので、一生涯う蝕予防が行われることになります。

■ まとめ　これだけは覚えておこう！

・フッ化物歯面塗布のような高濃度フッ化物は、歯面を酸に溶けにくい性状に変えます。

・フッ化物洗口やフッ化物配合歯磨剤のような低濃度フッ化物は、口腔環境中に保持され、歯面の脱灰抑制や再石灰化の促進に働きます。

・フッ化物配合歯面清掃剤は、PTCによって消失するフッ化物豊富な表層のフッ化物を補充回復させます。

・フッ化物徐放性フィッシャーシーラントからフッ化物が徐放され、シーラント後のう蝕発生を予防します。

■参考文献

参考文献1 厚生労働省の科学研究による成果物で、フッ化物歯面塗布のすべてが網羅された書です。
フッ化物応用研究会（編）．う蝕予防のためのフッ化物歯面塗布実施マニュアル．東京：社会保険研究所，2007．

参考文献2 厚生労働省の科学研究による成果物でフッ化物配合歯磨剤のすべてが網羅された書です。
フッ化物応用研究会（編）．う蝕予防のためのフッ化物配合歯磨剤応用マニュアル．東京：社会保険研究所，2006．

参考文献3 う蝕の原因であるプラークにフッ化物が取り込まるとう蝕病原性が低下する理由がわかります。
飯塚喜一．歯垢内のフッ素．In: 須賀昭一（編）．図説齲蝕学．東京：医歯薬出版，1990; 135-138．

参考文献4 同じく厚生労働省の科学研究による初期の成果物で、初期う蝕の診断からフッ化物臨床応用のすべてが網羅されている書です。
高江洲義矩（監修）．21世紀の歯科医師と歯科衛生士のためのフッ化物臨床応用のサイエンス．京都：永末書店，2002．

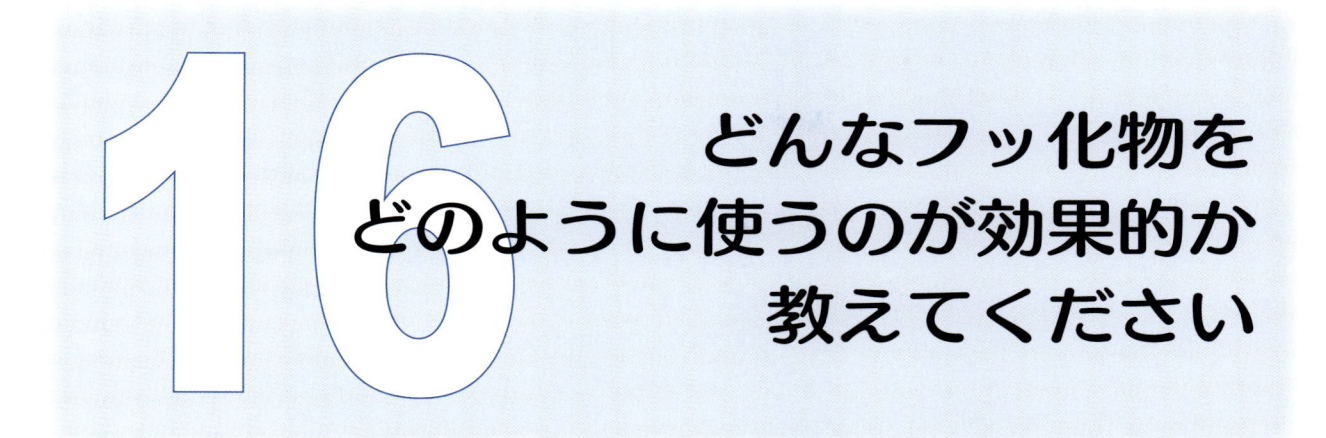

16 どんなフッ化物を どのように使うのが効果的か 教えてください

このテーマの解説は……

荒川浩久先生
神奈川歯科大学大学院口腔科学講座口腔衛生学分野・教授

■ 現在わかっていること／現在の考え方

フッ化物応用の世界標準は、水道水フロリデーションによる全身的フッ化物応用と1日2回以上のフッ化物配合歯磨剤でのブラッシングによる局所的応用の組合せです。さらにう蝕リスクに応じて、フッ化物洗口や歯面塗布などを追加します[1]。日本では全身的フッ化物応用が行われていませんので、局所的応用だけを組合せることになります。

高濃度と低濃度のフッ化物応用の組合せ[2,3]

局所的フッ化物応用には高濃度と低濃度のものがあります。両者のう蝕予防作用は異なりますので、これらを組合わせて応用することが必要です。
日本での高濃度フッ化物製剤には**表1**のものがあります。剤型には溶液とゲルとフォームがあり、pHは中性のものと酸性のものがあります。中

表1 日本で利用できるフッ化物歯面塗布剤

剤 型	商品名	pH	備 考
溶 液	弗化ナトリウム液「ネオ」	中性	イオン導入塗布用トレーあり
	フローデンA	酸性	
	フルオールN液	酸性	
ゲ ル	フルオールゼリー	酸性	塗布後に歯面に残留するゲルを拭き取る
フォーム	バトラーフローデンフォームN	中性	付属トレーあり

性のものは歯面との反応性が低いので2週間で3〜4回塗布してはじめて1回分になります。溶液は綿球または綿棒で塗布（一般法）します。ゲルは使い捨てのトレー（トレー法）または一般法で、フォームはトレー法で塗布します[1,2]。

このほかに高濃度フッ化物製剤にフッ化物バーニッシュとフッ化ジアンミン銀製剤があります。日本で販売されているフッ化物バーニッシュは知覚過敏の鈍磨剤として認可されているものですが、北欧などで歯面塗布に使用されているものとフッ化物濃度も性状もほぼ同じです。したがって裁量により全顎塗布ではない部分塗布として利用することができます。フッ化ジアンミン銀製剤も同じように利用しますが、歯面の粗造部やう蝕部を黒染させます[3]。

年齢を考慮した応用[2,3]

局所的フッ化物応用は歯が萌出してから開始します。

下顎乳歯前歯は生後9ヵ月ころに萌出しますが、う蝕リスクが低い歯種であるため、局所的応用は上顎乳前歯の萌出する1歳すぎから開始すればよいでしょう。

1〜3歳までの低年齢児では、応用したフッ化物の多くの部分を飲み込んでしまうことを前提に手段や剤型を選択します。さらに一般法によるフッ化物歯面塗布を患者が受け入れない場合は、歯ブラシによる塗布を考慮します。

4歳以上になれば嚥下のコントロールができるようになり、ブラッシング中に歯磨剤を飲み込むことがなくなるとともに、飲み込まずに30秒間洗口して吐き出すことができるようになります。したがって、ペースト状の歯磨剤を使用しフッ化物洗口も追加できます。

さらに6歳以上になれば、永久歯に審美的な障害となる歯のフッ素症が出現するリスクがなくなりますので、より多くのフッ化物を組合せることができます。

12歳以上になれば成人と同じと考え、歯磨剤成分もフッ化物以外の歯肉炎予防の有効成分などが配合されているかも考慮します。

また寝たきり者なども、自分の歯が存在する限りはう蝕発生の危険があることから、口腔清掃が不十分になりがちな場合は、フッ化物歯面塗布の回数を増やしたり、フッ化物バーニッシュの部分塗布を追加するなどしてフッ化物応用の強化を図る必要があります。

う蝕リスクを考慮した応用

う蝕リスクが低くても、全身的フッ化物応用が実施されていない日本では、局所的応用を組合せるべきです。ただし、応用する手段、応用回数、フッ化物濃度などは変化させるようにします。

前記した年齢とう蝕リスクに応じた局所的フッ化物応用の組合せを**表2**に示します。う蝕リスクの判定は統一されたものがありませんが、米国の例を参考にリスクが高いと判断される条件を**図1**に示します。

表2 年齢とう蝕リスクに応じた局所的フッ化物応用の組合せかた

年齢	う蝕リスク 低	う蝕リスク 中等度	う蝕リスク 高
1〜3歳	**低**：フッ化物配合歯磨剤フォーム、500ppmFのジェル（またはフッ化物液磨き） **高**：年2回の標的フッ化物歯面塗布	低リスクと同じ（ただし、フッ化物歯面塗布の回数は年に3回）	**低**：フッ化物配合歯磨剤フォーム、950ppmFのジェル（またはフッ化物液磨き） **高**：年4回のフッ化物歯面塗布
4〜5歳	**低**：フッ化物配合歯磨剤（500ppmF） **高**：年2回のフッ化物歯面塗布	**低**：フッ化物配合歯磨剤（950ppmF）＋フッ化物洗口（250ppm） **高**：年3回のフッ化物歯面塗布	**低**：フッ化物配合歯磨剤（950ppmF）＋フッ化物洗口（250ppm） **高**：年4回のフッ化物歯面塗布とフッ化物バーニッシュによる部分塗布
6〜11歳	**低**：フッ化物配合歯磨剤（950ppm）＋フッ化物洗口（250ppm） **高**：年2回のフッ化物歯面塗布	低リスクと同じ（ただし、フッ化物歯面塗布の回数は年に3回）	**低**：フッ化物配合歯磨剤（950ppm）＋フッ化物洗口（450ppm） **高**：年4回のフッ化物歯面塗布とフッ化物バーニッシュによる部分塗布
12歳以上	6〜11歳の低リスクと同じ（ただし、歯磨剤はフッ化物以外の有効成分も考慮する）	6〜11歳の中等度リスクと同じ（ただし、歯磨剤はフッ化物以外の有効成分も考慮する）	6〜11歳の高リスクと同じ（ただし、歯磨剤はフッ化物以外の有効成分も考慮する）
寝たきりや障害者	**低**：フッ化物配合歯磨剤フォーム、950ppmジェル（またはフッ化物液磨き） **高**：年2回のフッ化物歯面塗布（口腔清掃が不十分な場合は塗布回数を増やす）		

各セル中の「低」は低濃度フッ化物多数回応用としての手段を示し、「高」は高濃度フッ化物少数回応用としての手段を示す。

年齢と歯面・歯種で変化するう蝕リスク

- 乳歯う蝕：萌出から2年間がリスク期間。全乳歯では上顎乳前歯の萌出から5歳頃まで。
- 永久歯歯冠部う蝕：咬合面う蝕は萌出から4年間がリスク期間。智歯を除く全永久歯では5、6歳から16歳頃まで。その後、隣接面う蝕の発生リスクが成人まで続く。
- 永久歯歯根部う蝕：歯根の露出時期から歯の喪失までがリスク期間。

集団・地域で変化するう蝕リスク

- 低い社会経済状態。
- 低い両親の教育水準。
- 全身的フッ化物応用が希薄または実施されていない。
- 歯科サービスが希薄または受けにくい。

個人で変化するう蝕リスク

- う蝕経験が多い、または過去3年間で新しいう蝕（初期う蝕も含めて）の発生がある。
- 両親や兄弟のう蝕経験が多い。
- 局所的フッ化物応用が希薄または利用していない。
- 高いう蝕原性細菌の感染レベル。
- 低い唾液緩衝能。
- 口腔清掃を維持する能力が欠如している。
- 少ない唾液分泌量（口腔乾燥症）：服薬、唾液腺部のエックス線治療、唾液分泌抑制をもたらす疾病による影響。
- 複雑な修復・補綴物、保隙装置、矯正装置などによる不潔域の増加。
- う蝕誘発性の高い食生活。

図1 う蝕リスクが高いと判断される条件。

> ①**歯面清掃** 徹底的に行う必要はない。歯磨き指導を兼ねて患者さんにブラッシングさせてもよい。デンタルフロスで隣接面を清掃する場合はアンワックスタイプを使用する。
>
> ②**歯面乾燥** エアーで乾燥する。一般法の場合は歯列を2～4区分して、1区分ごとに簡易防湿する。上顎は唇頬側、下顎は唇頬側と舌側にロールワッテを置く。
>
> ③**フッ化物塗布** 患者さんは座位にて4分間フッ化物を作用させることを原則とする。無理な場合は、適宜2～3分にする。できるだけ排唾管を装着する。溶液製剤の場合は、歯面が乾燥したら再度塗布して湿潤させる。
>
> ④**塗布後の排唾** 塗布終了後に2～3回排唾させる。ゲル製剤の場合は過剰なゲルをガーゼや綿球などで軽く拭き取ってから排唾させる。
>
> ⑤**塗布後の注意** 30分ほど飲食、洗口しないこと。定期的で継続的な塗布の必要性と歯科保健習慣の継続をアドバイスすること。リン酸酸性の製剤の場合は、着色することがあるので塗布当日は色素の強い飲食を控えさせること。

図2 フッ化物歯面塗布術式の基本原則。

■ この情報を臨床に活かしてみよう！

　フッ化物歯面塗布の術式の基本原則を**図2**に示します。低年齢児あるいは一般法によるフッ化物歯面塗布の場合は、患者さんの年齢から判断してう蝕リスクの高い歯種に限定した標的塗布を考えます。具体的には、1～2歳は上顎乳前歯、2～3歳は上顎乳前歯と乳臼歯、4歳以上は乳臼歯というように限定すれば、一般法による塗布も効率化できます。またフッ化物バーニッシュによる部分塗布は、数歯あるいは限定された歯面への塗布や歯根面に限定した塗布に利用できます。

　フッ化物液磨きは、就寝前の寝かせ磨きの際に100ppmFのフッ化物溶液を歯ブラシにつけて磨く方法です。フッ化物洗口液を溶解する水の量を多くして100ppmFに調製することもできます。

　低濃度フッ化物多数回応用であるフッ化物配合歯磨剤は毎日の歯磨きのたびに応用します。準備する歯磨剤量は、年齢に応じた歯ブラシの長さの半分以上を目安として、ブラッシングが終了してからの洗口回数も1回を原則に、多くても3回までとします。これは「フッ化物を使うことで、う蝕予防ができる根拠を教えてください」で述べたように、口腔環境に保持されるフッ化物量を多くするためです。

　それに対してフッ化物洗口は、1日に1回、できれば就寝直前に応用します。たとえば夕食後にフッ化物配合歯磨剤によるブラッシングをしてからテレビを見たりして過ごしても、就寝前にフッ化物洗口でフッ化物を補充してあげれば、就寝中に脱灰抑制と再石灰化の促進が期待できます。

■ まとめ　これだけは覚えておこう！

- 高濃度と低濃度のフッ化物応用を組合せて応用します。
- 年齢とう蝕リスクを考慮して応用します。
- フッ化物歯面塗布剤は３～４分間歯面に接触させ、う蝕リスクに応じて塗布回数を増やします。
- フッ化物洗口は４歳以上から応用を開始し、う蝕リスクに応じてフッ化物濃度を考慮します。
- フッ化物配合歯磨剤は年齢に応じて歯磨剤剤型を、またう蝕リスクに応じてフッ化物濃度を考慮します。
- 就寝前にはホームユースのフッ化物応用を必ず実施します。

■ 参考文献

参考文献１　この論文が掲載されている夏号の３～63頁は、フッ化物応用の特集になっています。具体的な応用手技から安全性に対する考え方も網羅されています。
荒川浩久．フッ化物応用の歴史、意義、分類．季刊歯科医療 2007；21(3)：4-13．

参考文献２　厚生労働省の科学研究による成果物で、フッ化物歯面塗布のすべてが網羅された書です。
フッ化物応用研究会（編）．う蝕予防のためのフッ化物歯面塗布実施マニュアル．東京：社会保険研究所，2007．

参考文献３　厚生労働省の科学研究による成果物でフッ化物配合歯磨剤のすべてが網羅された書です。
フッ化物応用研究会（編）．う蝕予防のためのフッ化物配合歯磨剤応用マニュアル．東京：社会保険研究所，2006．

参考文献４　フッ化物応用の悩みなどのＱ＆Ａも掲載されており、現場での応用に有用な論文です。
荒川浩久ら．フッ化物　UP　DATE！　～製品の特徴を活かすフッ化物のプロケア．デンタルハイジーン 2007；27(6)：568-583．

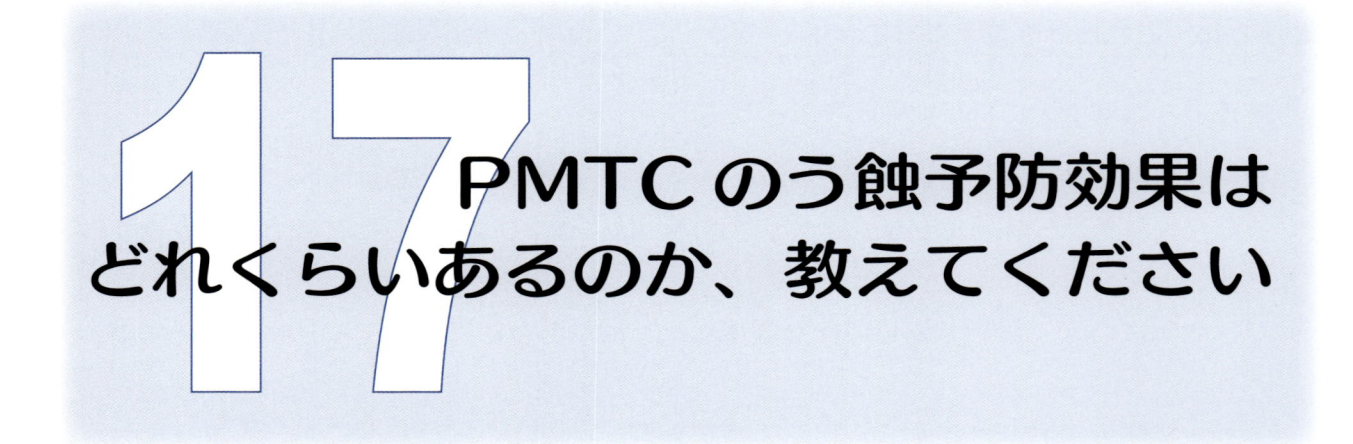

17 PMTCのう蝕予防効果はどれくらいあるのか、教えてください

このテーマの解説は……

田村達二郎先生
兵庫県明石市・田村歯科医院・院長

■ 現在わかっていること／現在の考え方

アクセルソンらのPMTCの研究はどんな研究だったのでしょう？

PMTCがう蝕予防に対し効果があるとか、逆に効果がないといえるエビデンスは、まだ弱いといえます。つまり、PMTCとう蝕予防効果との関連性を示すしっかりとデザインされた疫学的な研究が、まだ少ないのが現状です。こんな文章を読むと、「あれ、アクセルソンたちの研究があるじゃない？」と疑問に思われた方もいらっしゃるでしょう。ここでアクセルソンの研究を振り返ってみましょう。

PMTCは、Professional Mechanical Teeth Cleaning（専門家による機具を使用した口腔清掃）の頭文字をとったものです。1971年にスウェーデンのアクセルソンにより提唱されました。

2003年にアクセルソンが発表した「成人における歯の喪失率、う蝕と歯周病に関するプラークコントロールプログラムの長期的効果～30年後のメインテナンス結果」という論文[1]によると、う蝕と歯周病における主要な病因は歯面に残るバイオフィルムが原因で、これらの予防にはバイオフィルムを除去することが基本であると述べています。

この研究での予防プログラムは、以下のとおりでした。

①最初の2年間は2ヵ月毎に、以後3年～6年は3ヵ月毎、6年後からはリスクに応じて3～12ヵ月毎にメインテナンスを行ないます。

②患者には、適切にプラークコントロールができるように、自己診断能力とホームケアの健康教育を行います。

③歯科衛生士が行なう予防処置は、患者のプラーク付着歯面を染色し、フッ化物ペーストを用いてPMTCを実施します。

アクセルソンらの研究結果を詳しく見てみよう

この研究の対象者は、開始当時 1972 年で、
　20 歳～35 歳（グループ 1：156 名）
　36 歳～50 歳（グループ 2：134 名）
　51 歳～65 歳（グループ 3：85 名）
でした。15 年後には 58 人が脱落、そのまた 15 年後には 60 人が脱落しています。脱落理由は死亡や引越などでした。

それぞれの平均歯数は 1972 年当時で、
　グループ 1：26.7
　グループ 2：25.8
　グループ 3：20.1

2002 年（30 年後）の平均歯数は
　グループ 1：26.3
　グループ 2：25.1
　グループ 3：18.3
でした。

30 年間に歯の喪失は前歯部で 29 本（19 症例）、小臼歯部で 58 本（44 症例）、大臼歯部で 86 本（67 症例）でした。歯の喪失の原因は歯根破折（108 本）、根吸収（12 本）、う蝕（12 本）、外傷（8 本）、歯周病（9 本）、根尖病巣（24 本）でした。

30 年後のう蝕発生歯面は、
　グループ 1：1.2
　グループ 2：1.7
　グループ 3：2.1
でした。そして、このプログラムを受けた 257 人中 107 人にう蝕の発生は認められませんでした。

「おぉ、なんてすばらしい予防効果なんだ！」と驚くまえに……

この研究は、本当にすばらしい結果を残していますね。しかし、この研究のしかたをよく見てみると、疑問が湧いてきませんか？

まず、この研究にはコントロール群（このプログラムを受けていない人）がありません。つまり比較ができないのです。

次に、本当に PMTC がう蝕予防に役立ったのかということも、よくわかりません。この研究では、歯科衛生士がフッ化物ペーストを用いて PMTC プログラムを行っています。フッ化物がう蝕予防に有用[2]なのは皆さんもご存知のことでしょう。

これらを一緒に考えてみると、厳密にいうと PMTC のう蝕予防効果は判定できないのです。

「それでは、この研究はまったく役に立たないの？」

そう思われる方もいらっしゃるでしょう。この研究は、もともと健康増進を目的とした地域保健活動として継続的に実践された結果を発表したものと思われます。それゆえ、この予防プログラムが示す驚異的なデータの重要性は失われないのです。

表1　アクセルソンのデータと歯科疾患実態調査の比較

対象グループ名	開始時年齢	開始時歯数	30年後の歯数	喪失歯数
アクセルソン・グループ1	30〜35歳	26.7	**26.3**	0.4
歯科疾患実態調査	30〜34歳	28.6	**21.3**	7.3
アクセルソン・グループ2	36〜50歳	25.1	**24.4**	0.7
歯科疾患実態調査	40〜44歳	27.5	**15.2**	12.3
アクセルソングループ3	51〜65歳	18.3	**16.5**	1.8
歯科疾患実態調査	50〜54歳	24.8	**8.9**	15.9

※この表は、対照群の選択が適切ではなく、疫学的には正しいデータ比較にはなっていません。

　対照群として用いたデータ（歯科疾患実態調査）が適切ではないので、疫学的に正しいデータ比較とはいえませんが、アクセルソンのデータと比べると、30年後における歯の喪失数において大きな開きがあります（**表1**）。
　このアクセルソンらのPMTCプログラムのデータから言えることは、PMTCのう蝕予防効果の厳密な根拠を示さなくても、30年後の予防結果を示唆した価値ある研究である、ということなのです。
　現在の考え方として、臨床でう蝕予防を目的にPMTCを継続するのは価値があるといえるでしょう。

■ この情報を臨床に活かしてみよう！

日常臨床でのPMTCの位置づけ

　PMTCのう蝕予防効果のエビデンスが低いからといって、無用というわけではありません。アクセルソンらが示した臨床成績に近づくために、プロフェッショナルケアのメニューの1つとして、PMTCの位置づけを考えてみましょう。

①バイオフィルムの破壊

　患者がプラークコントロールしにくい歯間部や最後方臼歯面など（**図1**）を、歯科衛生士のプロフェッショナルケア（PMTC）で補います（**図2**）。
　また、患者さんが実際にプロフェッショナルケアを体感することで、患者さんのプラークコントロール方法の改善にもつながります。

②フッ化物の効果を活かす

　フッ化物ペーストを用いたPMTCやPMTC後のフッ化物歯面塗布を実施することで、う蝕予防効果の向上に寄与します。とくにう蝕感受性の高い小児や学童においては、フッ化物塗布の優先度は高くなります。

臨床応用のヒント

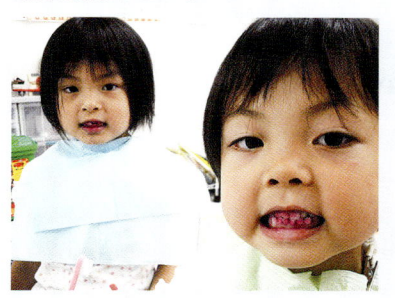

図1 染色を行いプラーク付着状態の確認をします。

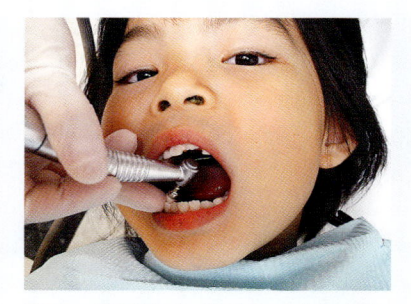

図2 患者さんがプラークコントロールしづらいところをPMTCで補います。

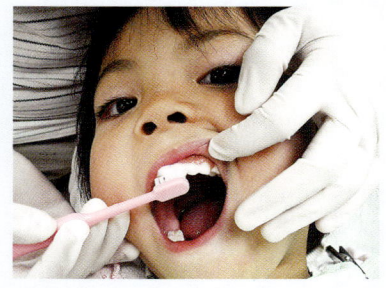

図3 フッ化物ペーストを用いたPMTCの後に、フッ化物歯面塗布を行い、う蝕予防効果のアップを図ります。

健康教育も忘れずに！

アクセルソンらの研究でも、患者さんに適切なプラークコントロールができるよう、自己診断能力とホームケアの健康教育を行っています。患者さん自身のプラークコントロールの向上はもちろん、定期的に来院してもらうことがう蝕予防には大切なので、筆者の歯科医院でも健康教育は欠かせない項目と考えています。

■ まとめ　これだけは覚えておこう！

- PMTCによるう蝕予防効果を明確に示すエビデンスは不十分です。
- アクセルソンらの予防プログラムと予防成績は、わが国においても参考になります。
- PMTCを、健康教育とともにプロフェッショナルケアの1つとして位置づけると効果的でしょう。
- フッ化物応用をPMTC時に取り入れると、う蝕予防効果が高まります。

■ 参考文献

参考文献1　アクセルソンの研究論文です。
Axelsson P, Nyström B, Lindhe J. The long-term effect of a plaque control program on tooth mortality, caries and periodontal disease in adults. Results after 30 years of maintenance. J Clin Periodontol 2004;31(9):749-757.

参考文献2　フッ化物について基礎から学べます。
日本口腔衛生学会フッ化物応用委員会（編）. フッ化物ではじめるむし歯予防. 東京：医歯薬出版, 2002.

18 メインテナンスの頻度はどうやって決めればいいですか？

このテーマの解説は……

田村達二郎先生
兵庫県明石市・田村歯科医院・院長

■ 現在わかっていること／現在の考え方

実は、頻度を決める統一的な指標はありません

　2007年のCochraneのレビューに示された定期健診受診者患者のリコール間隔[1]では、定期健診の間隔を変えることによる有益性や有害性に関して、エビデンスレベルの高い根拠は得られなかったと報告されています。メインテナンス頻度の違いがう蝕予防にどのような効果があるかを証明するには、メインテナンス時に実施する予防処置の内容や対象者の条件を統一しなければならないため、レベルの高い研究デザインを実施することが困難だからです。

　しかし、エビデンスレベルは低いものの、多くの症例対照研究やケースレポートから、継続したメインテナンスによるう蝕予防効果は報告されています。それらの研究結果からいえることは、う蝕リスクの評価によって、メインテナンスの頻度を決めることがポイントのようです。

う蝕リスクとメインテナンス頻度の関係

　では何がう蝕のリスクになるのでしょうか？　う蝕の発生は、細菌・ショ糖・歯面の耐酸性などの生物学的な要因で起こります。そこで岡崎らは、う蝕活動試験（Cariostat法）が、う蝕の増加を予測することを示し、メインテナンスの頻度を決める指標になるとしています[2]。

　Cariostat（cat）法は、う蝕原性細菌の酸産生能を調べる検査法で、唾液緩衝能が測定できるCAT21 Bufとの併用により、う蝕の攻撃因子と防御因子のそれぞれを把握することによってリスクを評価しています。

　岡崎らは、患者の保健行動により幅を持たせながら、基本的にcat値が1以下の場合は3〜6ヵ月、cat値が1.5〜2の場合は乳幼児で1〜2ヵ

PART 3　プロフェッショナルケアについて知っていると得する情報

対象者	cat値		
	1以下	1.5～2	2～3
乳幼児	3～6ヵ月間隔	1～2ヵ月間隔	1ヵ月間隔
学童		3～4ヵ月間隔	1～2ヵ月間隔

表1 岡崎らが示した、cat値別メインテナンス間隔の指標。ただし、「患者の保健行動を参考にメインテナンス間隔を決定すること」と岡崎らはしています。

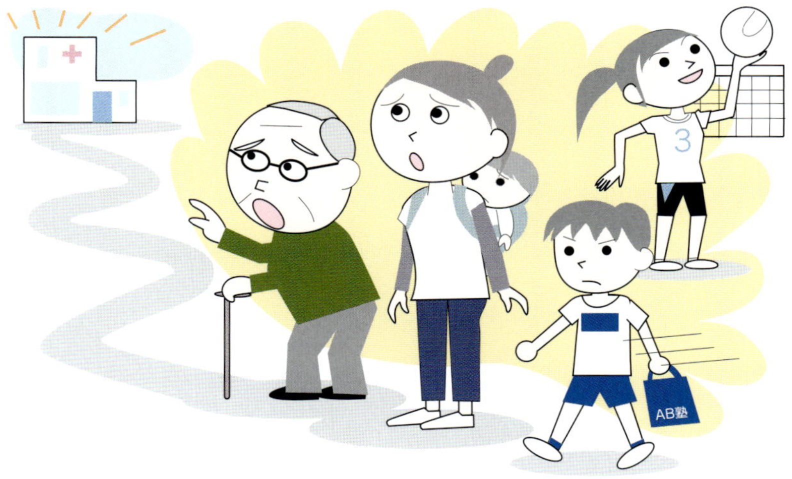

図1 生物学的なリスクだけでは図りきれない、患者さんのう蝕リスク。

月、学童で3～4ヵ月、cat値が2～3の場合は乳幼児で1ヵ月、学童で1～2ヵ月のように、メインテンス間隔設定の指標を示しています（**表1**）。

う蝕の罹患は、患者さんの年齢や生活環境の変化により大きく左右します。たとえば、乳幼児期はう蝕原性細菌の罹患や甘味食の摂取などでリスクが高くなります。また、学童期では6歳臼歯の萌出、思春期においてはクラブ活動や塾などで通院しづらい環境になります。青年期では生活環境（仕事、結婚、子育て）の変化、高齢者では歯根露出なども、う蝕のリスクを高めます。つまり、生物学的な要因だけでう蝕リスクを判定するのは不十分といえます。

先述の岡崎らのCariostat法でも、「患者の保健行動により幅を持たせ」ているのは、これらを考慮しなければならないことを意味しているのです（**図1**）。

生物学的な要因のリスクだけで、メインテナンス頻度を決定してもいいの？

89

第1ステージ（Disease Protection）

う蝕や歯周病の原因菌に罹患し発生の危険に曝されている患者に対して行う、治療的な意味合いの強い感染症対策としての予防

第2ステージ（Disease prevention）

う蝕や歯周病の発生の危険性はそれほど高くはないが、まだ安定した状態ではなく、将来罹患する可能性がある患者に対する生活習慣の改善まで含めた予防

第3ステージ（Health promotion）

疾病対策としての予防ではなく、より前向きにQOLの向上をめざした健康づくりとしての予防

表2 中村らが提唱した予防処置の3つのステージ。

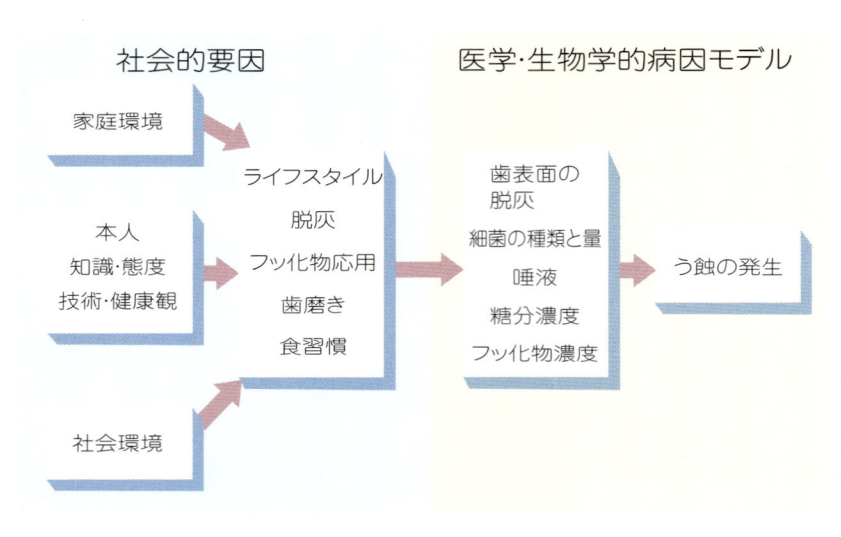

図2 中村らが提唱した、患者さんのライフスタイルを含めた包括的なう蝕の病因論。医学・生物学的病因モデルの前提として、患者さんの環境、ライフステージがあるとしています（NPO法人 Well-Being 改変）。

ライフスタイルを重視したう蝕リスク評価が大切

中村ら[3]は、**表2**のように予防処置を3つのステージに分類し、患者さんの状況やライフステージにあった働きかけを実践しました。そして定期健診開始時の年齢が0〜6歳の218名の健診受診者を対象として実態を調べてみたところ、約7〜20年後にう蝕が発生した者は12名、1人平均のう蝕は12歳児で0.06本という驚異的な予防効果があったと報告しました。この定期健診の長期観察症例から、中村らは「永久歯う蝕の発生においては生物学的な要因よりも、患者さんがメインテナンスを受け入れない、もしくは受けられないという社会的要因のほうがリスクとして高い」ことを示唆しました。そして中村ら[3]は、患者さんのライフスタイルを含めた包括的なう蝕の病因論（**図2**）を示しました。これは、医学・生物学的な病因の前に、患者さんの環境やライフステージなど社会的要因が大きく関与することを示しています。

PART 3　プロフェッショナルケアについて知っていると得する情報

臨床応用のヒント①
メンテンナンス間隔1ヵ月未満の患者の臨床像

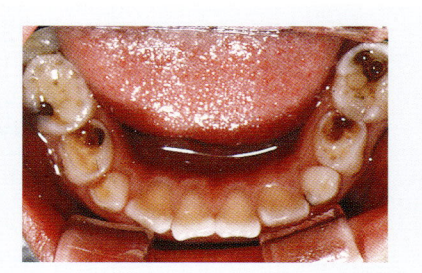

図3 う蝕経験があり、二次う蝕を罹患しています。う蝕活動性が高く、永久歯のう蝕リスクも大きいでしょう。治療を優先せず、サホライドやフッ化物を塗布し、生活環境改善を優先しました。

生物学的リスクと社会的リスクを総合的に評価して、メインテナンス頻度を決定する

これまで解説したことをまとめてみましょう。

メインテナンス頻度を決める重要な点は、中村らが述べているように患者さんがメインテナンスを継続できるかどうかの社会的要因を把握することです。まず患者さんが来院しやすい環境にあるのか、そしてメインテナンスを受け入れる意識があるのかを確認します。メインテナンス中断がう蝕リスクを高めるので、なによりも患者さんが中断せずにメインテナンスに来院できるか否かが、メインテナンス間隔を決定する大切な要因になります。

これを踏まえたうえで、患者さんの生物学的リスクと保健行動・社会的リスクを総合的に評価します。生物学的リスクには、歯面の状態、口腔内の清掃状態、唾液緩衝能、う蝕原性細菌量などがあります。保健行動・社会的リスクとしては、患者さんの年齢やライフステージ、ライフスタイルの状況、患者さんの行動の背後にある心理状況や認識状況、取り巻く環境があります。

患者さんの意見や感想を視野に入れながら、患者さんの自己決定を促すよう働きかけ、メインテナンス間隔を設定していくことが、医療者の姿勢として求められるのではないでしょうか。

■ **この情報を臨床に活かしてみよう！**

メインテナンスの頻度を決める統一的なガイドラインはありませんが、筆者の臨床経験と前述した現在の考え方から、筆者の歯科医院では以下のようにメインテナンスの間隔を決めています。

メンテンナンス間隔1～3ヵ月

う蝕活動性が高く、ホームケアが定着していない患者さんが該当します（**図3**）。シュガーコントロール、フッ化物の家庭応用、プラークコントロールなどのライフスタイルが安定してない状態です。他の要素として、う蝕感受性が高まる永久歯列萌出初期も、メインテナンス頻度を高くします。

臨床応用のヒント②
メンテナンス間隔3〜6ヵ月の患者さんの臨床像

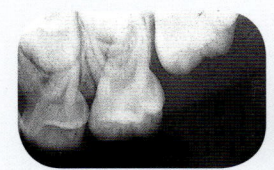

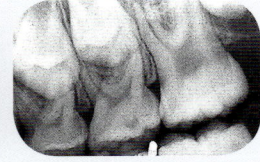

初診時　　　2年8ヵ月後

図4　当初は1ヵ月おきのメインテナンスでしたが、ライフスタイルの改善が行われた結果、3ヵ月に1回のメインテナンスに移行しました。⌊E咬合面は停止性のう蝕になっています。

臨床応用のヒント③
メンテナンス間隔6〜12ヵ月の患者さんの臨床像

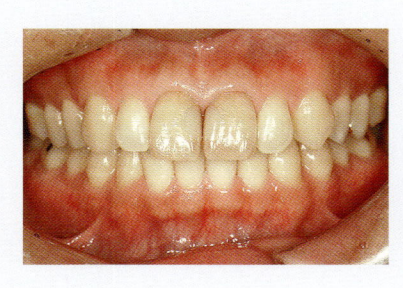

図5　メインテナンス間隔6ヵ月の患者さんの臨床像。現在38歳男性。20歳のときに進行性のう蝕を経験したものの、その後ライフスタイルの改善が継続し、う蝕リスクが軽減しました。

メインテナンス間隔3〜6ヵ月

う蝕活動性は低下していますが、ホームケアが定着していない患者さんが該当します。ホームケアが定着していない状態ですので、将来にリスクが高まりう蝕発生の可能性がある状態と考えます。
なお小児期には、フッ化物塗布を前提としていますので、3〜4ヵ月間隔に設定しています（**図4**）。

メインテナンス間隔6〜12ヵ月

う蝕が発生する可能性が極端に低い患者さんが該当します（**図5**）。しかし、1年以上の間隔はあけないようにしています。もし、患者さんの環境変化が起こるとう蝕リスクが高くなり、1年でう蝕が発生する可能性があるからです。

■ **まとめ　これだけは覚えておこう！**

・メインテナンス頻度を決定する統一的な指標はありません。
・う蝕リスクによりメインテナンス頻度は決定されます。
・ただしう蝕リスク評価には、ライフスタイルを重視することが大切になります。

■参考文献

参考文献 1 定期健診受信者患者のリコール感覚について、システマティックレビューを行った Cochrane のレビューです。日本語訳は、医療情報サービス Minds で公開されています。
Recall intervals for oral health in primary care patients
http://minds.jcqhc.or.jp/

参考文献 2 う蝕活動試験についての考えと臨床応用について学べます。
岡崎好秀, 下野 勉. 唾液テストの臨床応用について. 小児歯科臨床 2002; 17(4): 25-33.

参考文献 3 長期メインテナンスの重要性と有効性についての報告がされています。
中村譲二ら. 予防歯科・成功の道. デンタルダイヤモンド 2001; 26(15): 128-135.

4

ホームケアについて 知っていると得する情報

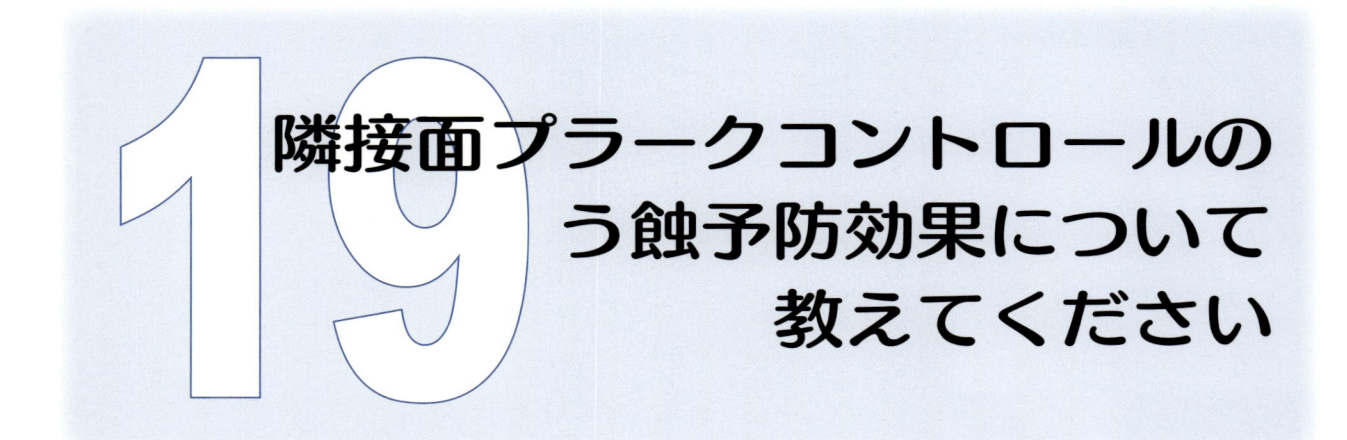

19 隣接面プラークコントロールのう蝕予防効果について教えてください

このテーマの解説は……

文元基宝先生
大阪府大阪市・文元歯科医院・院長

■ 現在わかっていること／現在の考え方

隣接面プラークコントロールの効果についての確実なエビデンスはない？

デンタルフロスや歯間ブラシによる隣接面のプラークコントロールがう蝕を予防するというエビデンスは、現在のところ弱いようです。

米国・予防医療研究班が作成した予防医療実践ガイドライン（1988年）[1]やカナダ・予防医療研究班（1995年）では、デンタルフロスなどの個人的なプラークコントロールは、『フッ化物応用や食習慣（砂糖摂取）のコントロールよりも根拠が低い』と報告されています。これは隣接面のプラークコントロールを否定しているのではなく、研究条件がコントロールされた臨床研究が、計画そして実施されなかった理由によるかもしれません。

隣接面う蝕に関連するう蝕原性細菌

当然ですが、う蝕はプラーク中のう蝕原性細菌によって誘発される疾患です。原理的に経験的にも、プラークをコントロールすることはう蝕予防に不可欠の要因です。小窩裂溝と違い、隣接面はデンタルフロスや歯間ブラシでプラークコントロールが容易にできる部位です。

隣接面う蝕に関連するう蝕原性細菌は、S. mutans と lactobacilli の2細菌が明らかにされています[2]。

S. mutans は、プラークコントロールにより菌レベルを優位に低下させることは困難だといわれています。萩原らの研究では、フッ化物洗口の実施の有無が唾液中の S. mutans の菌レベルに優位に関連すると報告されています[3]。一方 lactobacilli は非付着性のプラークに多く、食習慣、清掃不良によるプラーク堆積により菌レベルが高くなります。また歯間部清掃状態が悪くなると、歯周病原細菌レベルも高くなり歯肉炎の原因とな

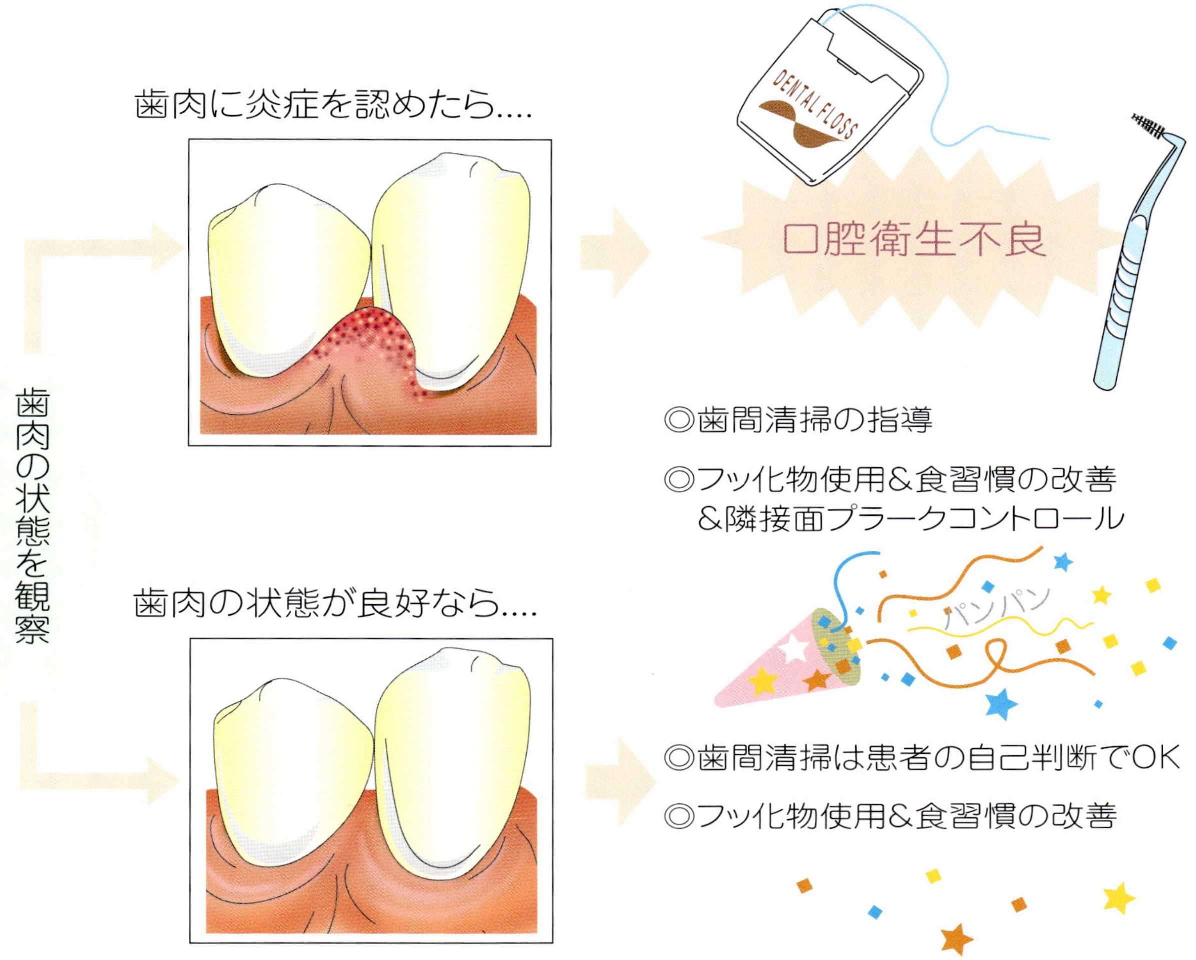
歯肉の状態を観察
歯肉に炎症を認めたら....
DENTAL FLOSS
口腔衛生不良
◎歯間清掃の指導
◎フッ化物使用＆食習慣の改善
＆隣接面プラークコントロール
歯肉の状態が良好なら....
パンパン
◎歯間清掃は患者の自己判断でOK
◎フッ化物使用＆食習慣の改善

図 1　臨床現場での隣接面プラークコントロールの着眼点。

ります。いずれにせよ、プラークコントロール不良が、隣接面う蝕と歯周病に大きく関係しているのです。

Ekstrand ら[4]は、隣接面う蝕の進行を歯肉の状態によって予測できるかどうか、つまり歯肉炎が隣接面う蝕進行の指標となると示唆しています。歯肉炎に罹患していることは、清掃不良が推測できますので、隣接面う蝕のリスクも上がると解釈できます。あたり前のようですが、大切な着眼ポイントです。例えば定期健診時に患者さんがプラークフリーであったとしても、歯肉の状態を観察することで、ホームケアができているかどうかを推測することができるからです（**図 1**）。

知ってて得した！　う蝕予防に活かせるエビデンス

リスク評価内容
・過去における疾患の臨床知見
・食習慣、とくに砂糖を含有する食品と飲料
・社会的な履歴、とくに社会経済状態
・フッ化物の使用状況
・プラークコントロール
・唾液の性状
・医学的既往

表1 う蝕のリスク評価を行い、隣接面プラークコントロールを指導すべきか判断する。

ローリスクとハイリスクにも目を向けよう

隣接面う蝕を予防するためにプラークコントロールは重要ですが、それをホームケアにどのように位置づけるかが、臨床の場では課題となります。すべての患者さんに同じような指導や予防プログラムの提供だけでいいでしょうか？

表1は、スコットランド大学間ガイドラインネットワーク[5]によるう蝕予防ガイドラインです。小児が対象ですが、成人においても参考になります。常に、**表1**のようにう蝕のリスク評価を行うように心がけましょう。各患者さんのリスクに応じた指導や予防処置が、う蝕予防の基盤になるのですから。

■ この情報を臨床に活かしてみよう！

各々の患者さんのリスク評価から、隣接面プラークコントロールの指導内容を考えてみたいと思います。

筆者は、過去のう蝕罹患経験、フッ化物の使用状況、食習慣が良好で、また歯肉炎に罹患していなければ、次回の定期健診時まで隣接面のプラークコントロールを優先する必要はないと考えています。

もちろん、患者さんが意欲的であるならば実践してもらいましょう。重要なのは、どこにホームケアの優先をおくかです。**図2**の症例は、歯肉の状態もよく、フッ化物使用状況、食習慣、プラークコントロールも良好なローリスクの患者さんです。定期健診時に口腔内診査を行い、特に歯間清掃具の指導に重点をおかなくてもいいでしょう。

一方**図3**は、う蝕罹患経験が多く、清掃状態が悪く、歯周病に罹患しているハイリスクの患者さんの口腔内です。4|の隣接面う蝕の進行が予想できます。この症例では、フッ化物の使用と歯間清掃に重点をおき、改善が困難な食習慣も含めた患者さんのホームケアを、一緒に考えるようにしました。

このように患者さんのう蝕のリスク評価を行ったうえで、患者さんと医療者はともに身をおき、意見を交わしながら、ホームケアのプランを立てていくことが大切だと思います。

PART 4　ホームケアについて知っていると得する情報

臨床応用のヒント

図2　ローリスク患者の例。28歳女性。フッ化物洗口、定期健診を継続しています。中学生のときにう蝕治療経験があるのみで、その後良好な状態です。

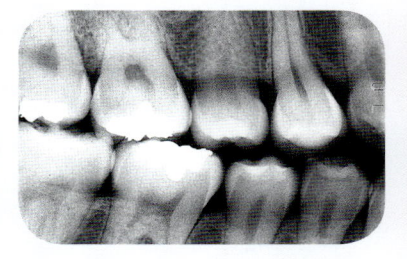

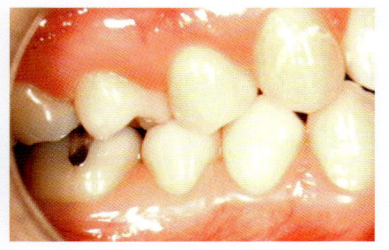

図3　ハイリスク患者の例。43歳男性。プラークコントロール不良、フッ化物応用なし、定期的健診が継続しないなど、ハイリスクな患者です。4|隣接面にう蝕の進行が予想されます。隣接面のプラークコントロールを優先して指導します。

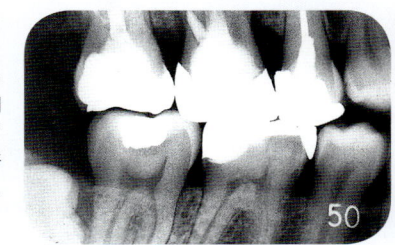

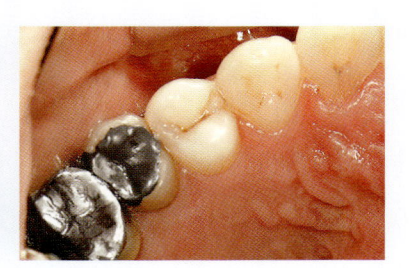

■まとめ　これだけは覚えておこう！

- 隣接面う蝕のプラークコントロールの効果についてのエビデンスは、現在のところ弱いです。

- 隣接面う蝕に関連するう蝕原性細菌は、S.mutans と lactobacilli です。

- 歯間清掃はう蝕と歯周病に関連するので重要ですが、ローリスクの場合は、患者さんの状況に応じてフッ化物使用、食習慣の確認を優先し、隣接面のプラークコントロールは患者さんの自己判断にゆだねます。

- ハイリスクの場合は、フッ化物使用、食習慣の改善、隣接面のプラークコントロールが重要になります。

■参考文献

参考文献1　米国・予防医療研究班が作成した予防医療実践ガイドラインです。
米国予防医療研究班（福井次矢, 箕輪良行　監訳）. 予防医療実践ガイドライン．東京：医学書院，1993．

参考文献2　隣接面う蝕に関連するう蝕原性細菌を示す研究です。
Sigurjóns H, Magnúsdóttir MO, Holbrook WP. Cariogenic bacteria

in a longitudinal study of approximal caries. Caries Res 1995; 29: 42-45.

参考文献3 フッ化物洗口の有無が唾液中の *Mutans streptococci* の菌レベルに関連している研究です。
葭原明弘, 佐久間汐子, 宮崎秀夫. フッ化物洗口が *mutans streptococci* および *lactobacilli* の唾液中菌数レベルに与える影響について. 新潟歯学会誌 2000; 30(1): 77-78.

参考文献4 隣接面う蝕の進行が歯肉の状態によって予測されるかを示した研究です。
Ekstrand KR, Bruun G, Bruun M. Plaque and gingival status as indicators for caries progression on approximal surfaces. Caries Res 1998; 32; 41-45.

参考文献5 スコットランド大学間ガイドラインネットワークによるう蝕予防ガイドラインです。日本語解説は,『新しい時代のフッ化物応用と健康』(医歯薬出版, 2002) に記載されています。
Scottish Intercollegiate Guidelines Network: Preventing Dental Caries in Children at High Caries Risk; Targeted prevention of dental caries in the permanent teeth of 6-16 year olds presenting for dental care.2000
http://www.sign.ac.uk/guidelines/fulltext/47/index.html

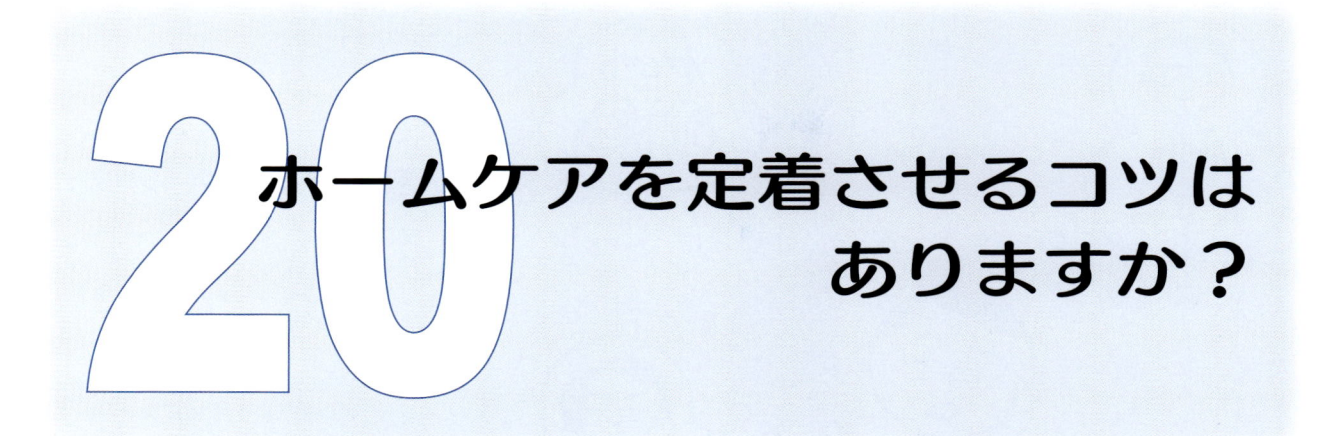

20 ホームケアを定着させるコツはありますか？

このテーマの解説は……

文元基宝先生
大阪府大阪市・文元歯科医院・院長

■ 現在わかっていること／現在の考え方

う蝕や歯周病の予防・治療において良好な結果を左右するのは、患者さんのホームケアが定着しているかどうか、です。したがって、臨床現場での保健指導や健康教育は、歯科衛生士にとってもっとも重要な業務の1つといえます。

しかし、どの患者さんにも同じように指導しても、うまくいくケースもあれば、まったくホームケアが定着しない患者さんに遭遇します。また、先輩や同僚の歯科衛生士が指導すれば、患者さんが積極的になり、いとも簡単に行動変容することもあります。どうやら、患者さんによっても、指導する歯科衛生士によっても、ホームケアの定着に差があるようです。

保健指導や健康教育は、指導型から学習援助型に

1970年代頃から急速に発展した行動科学・健康教育は、患者さんの心理や取り巻く社会状況が、ホームケアの定着に大きく関連していることを明らかにしました[1]。

どちらかというと以前は、医療者がどの患者さんにも同じように保健指導を行ってきました。医療者が主役となって、患者さんにわかりやすく、ホームケアの情報を提供するのです。これは「指導型」とされる考え方で、医療者には「説明上手」「話上手」といったスキルが求められました。しかし、それではうまくいかないことを、誰もが感じていました。つまり、いくら説明上手でも、患者さんがその情報をどのように捉え、どう行動に定着させるのかという視点が、指導型の考え方では抜け落ちていたのです。

このような背景から、1990年代から現在まで、「学習援助型」の考え

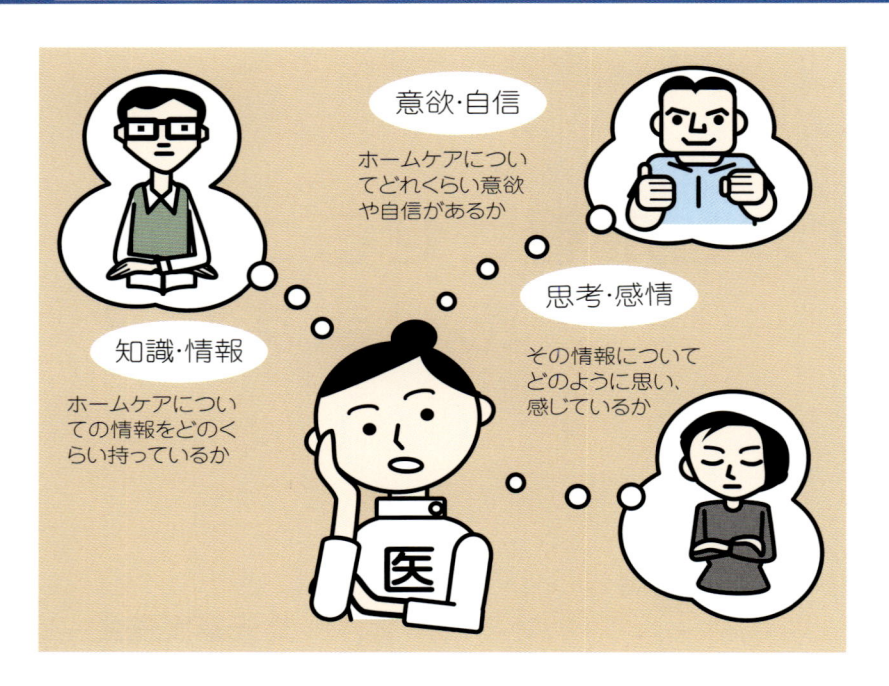

図1 患者さんの問題点の整理に役立つ、3つの要素を把握しましょう。
知識・情報：患者さんが関心を示す情報はなんでしょう？ 必要なときに必要な量を、わかりやすく提供することがポイントです。
意欲・自信：ホームケアの自信を高めるための第1ステップとして実現可能な保健行動を考えてみよう。自己判断、自己決定が患者のモチベーションを高めます。
思考・感情：患者さんは与えた情報をポジティブに受け取っていますか？ ネガティブであれば、理由を聞き、一緒に考えてみよう。

方が登場しました[2]。

　学習援助型の考え方では、「患者さんが自分の健康問題を主体的に認識し、いかに解決できる能力を高めるか」に視点が置かれています。ゆえに主役は医療者ではなく、患者さんになります。医療者は、主役である患者さんの「ホームケアのコントロール力」が高められるようにする支援者として位置づけられています。医療者には、患者さんの意見や思考を引き出し整理する、「質問上手」、「まとめ上手」のスキルが求められます。

　例えば、プラーク染色後の指導として「どこどこが磨けていませんね」と指摘し、プラークやホームケアの説明に入るのが指導型です。指導型はインパクトが強く行動変容に効果がありますが、ホームケアの定着には効果を期待できません。なぜなら医療者主導で、患者さんは気づきを得にくく受身になりやすいからです。

　一方、プラーク染色後に、患者さんに鏡で観察してもらい、自由に感想を述べてもらうところから始まるのが学習援助型です。患者さんにはきっと、「最近、がんばっているのに磨けていないな……」「歯と歯の間が磨けていないな……」などの感想があるでしょう。そこから、患者さんの気づきを促すようにします。医療者は、患者さんのブラッシング技術が低いのか、それとも忙しくてブラッシングの時間を優先できないのかなどの問題点を整理し（**図1**）、そして「がんばっている」という患者さんの主体的行動を受け入れて、磨けるようになるための方法を一緒になって考えるようにします。このとき医療者は、患者さんの気づきや主体性を高めることを心がけます。このような過程を経ることで、患者さんは受身ではなく自

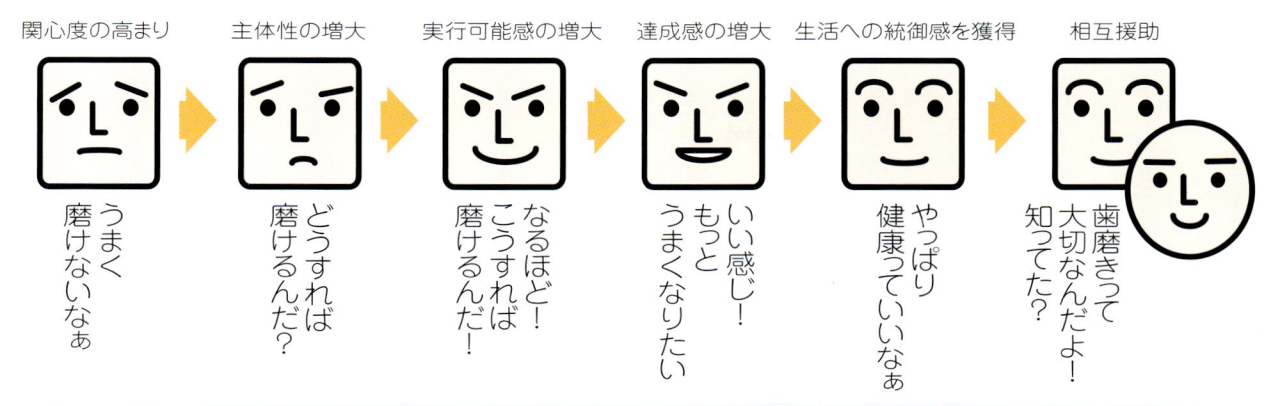

PART 4　ホームケアについて知っていると得する情報

専門家の役割：場の提供とわかりやすい情報提供
自己判断、自己決定を促す

図2　患者さんのホームケアのコントロール力向上に至るまでのプロセス。学習援助型の健康教育では、患者さんの気づきや主体性を高めるように働きかけます。

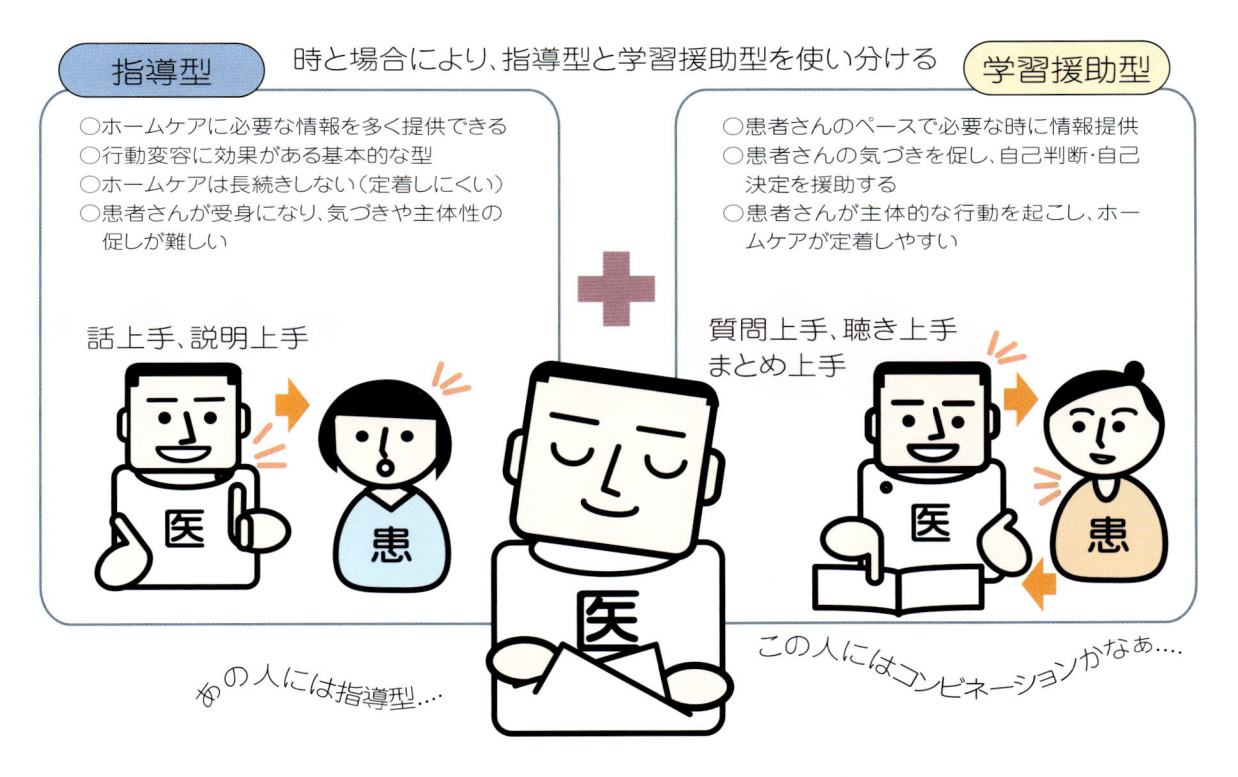

時と場合により、指導型と学習援助型を使い分ける

指導型
○ホームケアに必要な情報を多く提供できる
○行動変容に効果がある基本的な型
○ホームケアは長続きしない（定着しにくい）
○患者さんが受身になり、気づきや主体性の促しが難しい

話上手、説明上手

学習援助型
○患者さんのペースで必要な時に情報提供
○患者さんの気づきを促し、自己判断・自己決定を援助する
○患者さんが主体的な行動を起こし、ホームケアが定着しやすい

質問上手、聴き上手
まとめ上手

あの人には指導型…　　この人にはコンビネーションかなぁ…

図3　状況に応じて、指導型と学習援助型を使い分けたり、コンビネーションするといいでしょう。

ら主体的に行動を起こすようになり、結果としてホームケアの定着へと向かいます（**図2**）。

　なお、必ずしも指導型が否定されるわけではありません。ホームケアを改善・定着させるためには、状況に応じて指導型と学習援助型を使い分けることもあります（**図3**）。

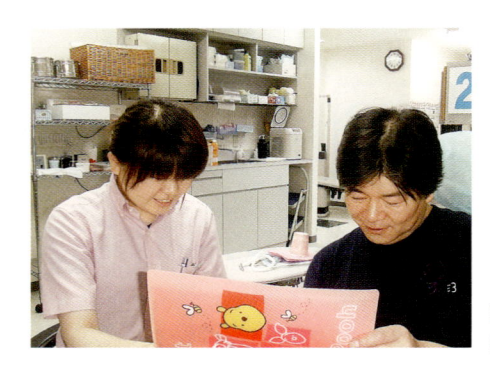

知ってて得した！　う蝕予防に活かせるエビデンス

筆者の医院での、患者さんと歯科衛生士のコミュニケーションのようす。
患者さんに必要な情報を提供し、患者さんとケアプランを立案します。

■ この情報を臨床に活かしてみよう！

　では、学習援助型の保健指導や健康教育は、実際の臨床の場面でどのように活用したらいいのでしょうか？
　筆者の医院での実践内容を紹介いたしますので、参考にして各医院の状況に応じた活用を試みてください[3]。

STEP 1
来院動機・背景を知る
（初診時～緊急処置の終了後）

　患者さんは、何らかの目的をもって歯科医院を訪れます。診断的な問診も重要ですが、患者さんが来院した「きっかけ」について話を聴くようにします[4]。患者さんが歯科医院に訪れるとは、まさに患者さんの主体的な行動です。「どうしてこうなるまで放置していたの！」と医療者はついつい患者さんを非難する場合がありますが、まず来院された理由を聞くようにしています。そうすることで、歯科診療が苦手だとか、仕事が忙しいなどの、心理的社会的な背景が理解できます。「よく重い腰を上げて来られましたね」と患者さんの受診を受容するように心がけています。

STEP 2
ケアプランをともに立てる

　次に患者さんに必要な情報提供をします。そして、患者さんとともにケアプランを考えます。
　ここでは、患者さんの関心度や自信度に注意し、患者さんの自己判断・自己決定を促します。患者さんの健康問題の解決能力を高めるために、医療者はすぐに解決法を提示するのではなく、患者さんのペースに合わせることがポイントです。

STEP 3
ケアプラン実践の評価・結果の
評価（定期健診時）

　来院毎にホームケアの状況を確認します。ときには修正を繰り返すことで、ホームケアは定着していきます。
　このとき、患者さんから「家族や友人にホームケアの大切さを話している」といったエピソードを聞くことがあります。患者さんが周りの人たちの「援助者」になり、お互いにサポートしあうようにまでなるのです[5]。

104

■ まとめ　これだけは覚えておこう！

・ホームケアの改善には指導型、定着には学習援助型が関連します。

・指導型と学習援助型を状況に応じて使い分けてみましょう。

・患者さんの主体的行動を引き出すために、自己判断と自己決定を促すこと大切です。

・学習援助型では医療者は支援者となり、「質問上手」「まとめ上手」のスキルが求められます。

■ 参考文献

参考文献1　コミュニケーション、行動科学を網羅的に学習できます。
石川達也，高江洲義矩，中村譲治，深井穫博．かかりつけ歯科医のための新しいコミュニケーション技法．東京：医歯薬出版，2000．

参考文献2　指導型と学習援助型の健康教育を学べます。
吉田亨．健康教育と栄養教育（2）指導型と学習援助型の教育．臨床栄養 1994; 85（5）: 621-627．

参考文献3　行動科学の入門書。多くの歯科臨床事例が提示されており、臨床のヒントになります。
深井穫博，中村譲二，文元基宝．診療室の行動科学．東京：クインテッセンス出版，2008．

参考文献4　患者の心理・社会的背景を知るためのインタビューについて学べます。
文元基宝，福原稔，津田真．患者の内なるニーズに迫る．歯科衛生士 2005; 29(4): 13-31．

参考文献5　25年の看護実践から大阪大学コミュニケーションデザインセンター教員の著者がケアの核心にせまります。
西川勝．ためらいの看護．東京：岩波書店，2007．

クインテッセンス出版の書籍・雑誌は、歯学書専用通販サイト『歯学書.COM』にてご購入いただけます。

PCからのアクセスは…
歯学書 [検索]

携帯電話からのアクセスは…
QRコードからモバイルサイトへ

QUINTESSENCE PUBLISHING
日本

歯科衛生士臨床のためのQuint Study Club 知っておきたい知識編③
知ってて得した！　う蝕予防に活かせるエビデンス

2009年1月10日　第1版第1刷発行
2017年7月31日　第1版第2刷発行

監　著　鶴本明久（つるもとあきひさ）

著　者　荒川浩久（あらかわひろひさ）／岸　光男（きしみつお）／品田佳世子（しなだかよこ）／
　　　　田村達二郎（たむらたつじろう）／文元基宝（ふみもときたか）／前田伸子（まえだのぶこ）

発 行 人　北峯康充

発 行 所　クインテッセンス出版株式会社
　　　　　東京都文京区本郷3丁目2番6号　〒113-0033
　　　　　クイントハウスビル　電話(03)5842-2270(代表)
　　　　　　　　　　　　　　　(03)5842-2272(営業部)
　　　　　　　　　　　　　　　(03)5842-2275(編集部)
　　　　　web page address　http://www.quint-j.co.jp/

印刷・製本　サン美術印刷株式会社

©2009　クインテッセンス出版株式会社　　　　禁無断転載・複写
Printed in Japan　　　　　　　　　　　　　　落丁本・乱丁本はお取り替えします
ISBN978-4-7812-0054-5　C3047　　　　　　　　定価は表紙に表示してあります

歯科衛生士臨床のための Quint Study Club 第2弾

知っておきたい知識編 ①
だれでもバッチリ撮れる！口腔内写真撮影

監修：中野予防歯科研修会
著：飯田 しのぶ／山口 志穂

あなたは**自信を持って**規格写真が**撮影できますか？**

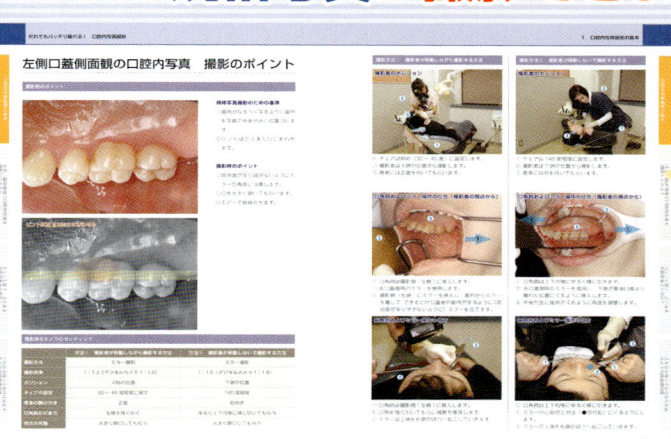

患者さんの位置
口角鉤の操作
ミラー操作 etc...

ノウハウ満載！これで撮れる！

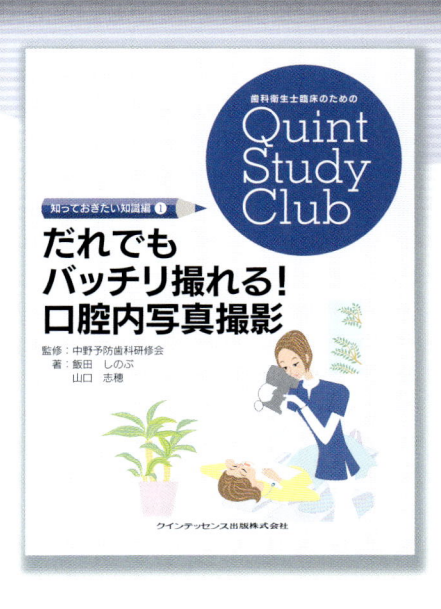

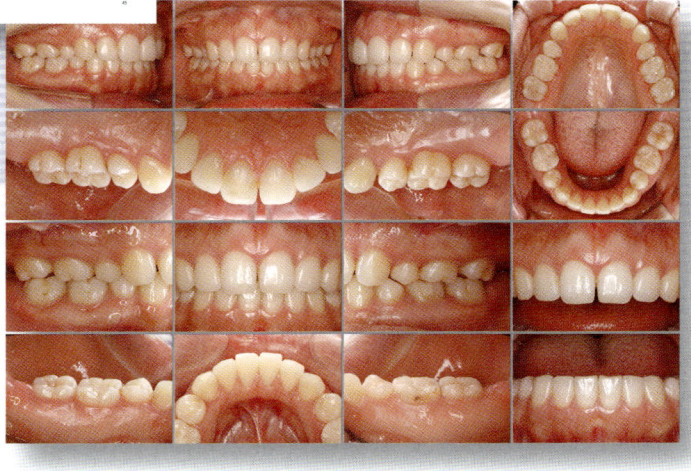

CONTENTS
1. 口腔内写真撮影の基本
2. さぁ、臨床現場で口腔内写真を撮影してみよう
3. ちょっと変？ よくある失敗写真から学ぼう
4. これだけ知っておけば大丈夫カメラの超基礎知識

QUINTESSENCE PUBLISHING 日本
●サイズ：A4判変型　●100ページ　●定価　本体3,200円（税別）

クインテッセンス出版株式会社
〒113-0033　東京都文京区本郷3丁目2番6号　クイントハウスビル
TEL 03-5842-2272（営業）　FAX 03-5800-7592　http://www.quint-j.co.jp/　e-mail mb@quint-j.co.jp

歯科衛生士臨床のための
Quint Study Club 第3弾

知っておきたい知識編 ❷

マンガで学べる
パワーアップ！デンタル・コミュニケーション
コミュニケーション下手から脱出できるテクニックとノウハウ

著　者：水木さとみ
マンガ：勝西則行

よくある10のコミュニケーションの
"困った"シチュエーションを、マンガで分析・マンガで解決！

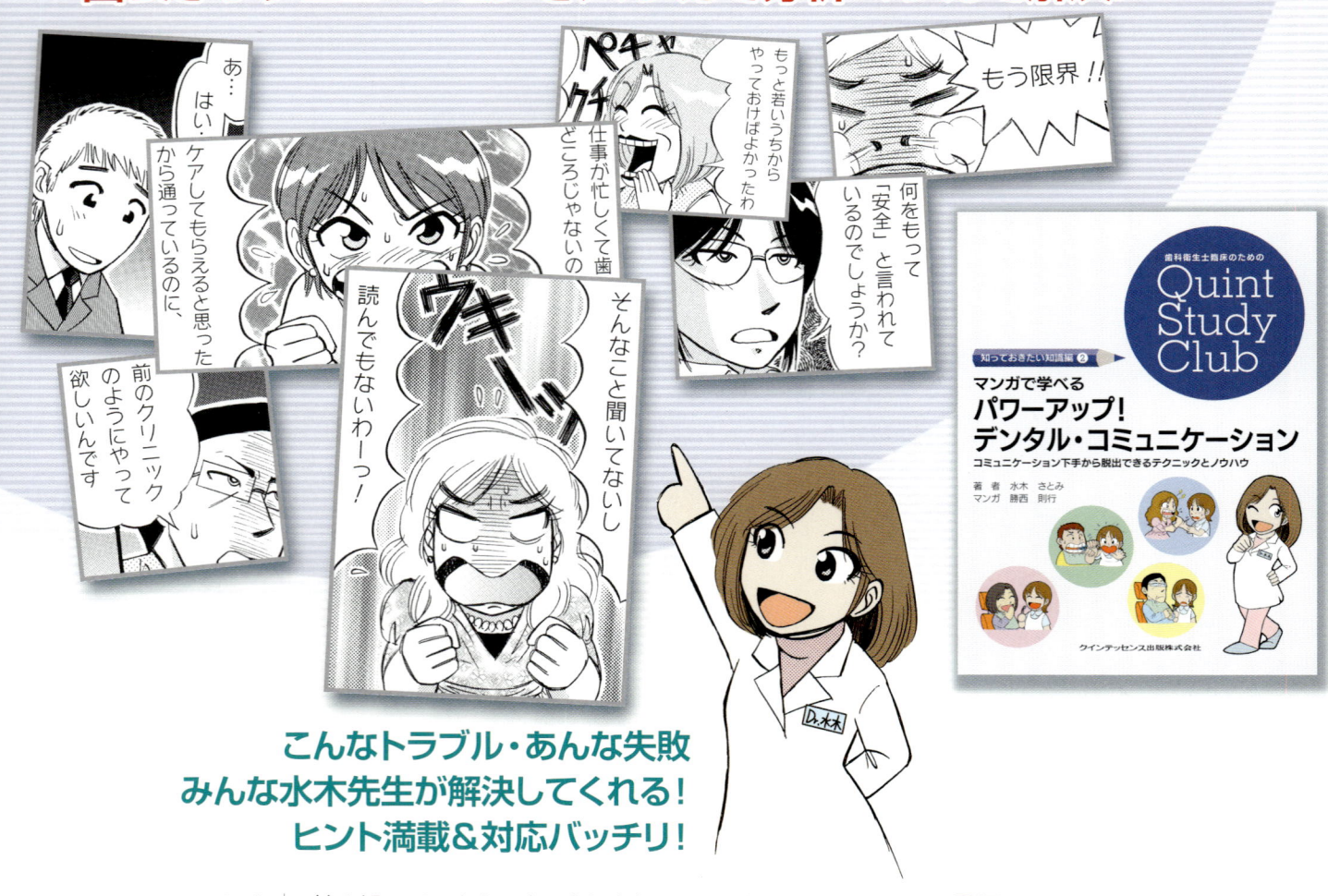

こんなトラブル・あんな失敗
みんな水木先生が解決してくれる！
ヒント満載＆対応バッチリ！

もくじ
第1部　ここからスタートしようコミュニケーションの7つの目標
第2部　マンガでシュミレーションよくある患者さんとのコミュニケーション10例

QUINTESSENCE PUBLISHING 日本
●サイズ：A4判変型　●88ページ　●定価　本体3,200円（税別）

クインテッセンス出版株式会社
〒113-0033　東京都文京区本郷3丁目2番6号　クイントハウスビル
TEL. 03-5842-2272（営業）　FAX. 03-5800-7592　http://www.quint-j.co.jp/　e-mail mb@quint-j.co.jp